Courir

Du même auteur

Canguilhem et les normes, PUF, 1999, rééd. 2008.

L'Esprit des sciences humaines, Vrin, « Problèmes et controverses », 2005.

Les Maladies de l'homme normal, Éditions du Passant, 2004 ; rééd. Vrin, « Matière étrangère », 2007.

Vies ordinaires, vies précaires, Seuil, 2007.

La Pensée Foucault, Ellipses, 2006.

L'Invisibilité sociale, PUF, 2009.

Canguilhem et la vie humaine, PUF, « Quadrige », 2010.

Dedans, dehors : la condition d'étranger, Seuil, 2010.

Que faire de notre vulnérabilité ?, Bayard, 2011.

Guillaume le Blanc

Courir

Méditations physiques

Flammarion

« Sens propre »
Collection dirigée par Benoît Chantre

Vincent Delecroix, *Chanter. Reprendre la parole*

Frédéric Worms, *Revivre. Éprouver nos blessures et nos ressources*

ISBN : 978-2-0812-8322-0

À Xavier Lacarce.

Et même si le voyage est immobile, même s'il se fait sur place, imperceptible, inattendu, souterrain, nous devons nous demander quels sont nos nomades d'aujourd'hui.

Gilles Deleuze

Méditations physiques

Voici une scène inaugurale de la philosophie. On peut la nommer « opération Descartes » si l'on veut. On peut aussi la dater, la circonscrire : 1641, *Méditations métaphysiques*, Première méditation. Je préfère la résumer librement pour mieux élaborer son portrait-robot, suggérant qu'il s'agit d'une fiction aux effets pourtant redoutables.

« Il y a déjà quelque temps que je me suis rendu compte que je m'étais fait plusieurs fois berné. J'avais assenti à beaucoup d'opinions que je croyais certaines, mais qui n'étaient qu'illusions ou supercheries. Enfant déjà, je m'étais plusieurs fois fait joyeusement avoir. Maintenant que je suis en âge d'être grand, je décide solennellement que je vais tenter de reprendre les choses en main, d'être l'auteur de mes représentations. Plusieurs fois en m'endormant, j'ai songé à cette belle et vaste opération, mais la tâche me semblait si grande que je la reportais, chaque matin, quand j'ouvrais les yeux. Aujourd'hui je me suis décidé et ne reculerai pas. Je suis, comme on dit, d'un âge mûr et je ne peux plus reporter à demain ce que je veux faire dès maintenant. Aussi ai-je décidé de passer à l'action. J'entreprends ma première méditation métaphysique. Maintenant que mon esprit est libre et déterminé, je supposerai que tout ce que je vois autour de moi n'existe pas, que le monde n'est qu'une fiction de mon esprit et que même tous les savoirs, y compris ceux qui passent pour les plus certains, ne le sont pas, car ils ne reposent pas sur un critère qui permettrait de ne pas en douter. Et au cas où il resterait, tapi dans un coin de la planète, un élément du mobilier mondial à la présence encore trop affirmée, je décrète l'existence d'un malin génie qui s'emploie à me tromper en me faisant prendre les vessies pour des lanternes. Car après tout, comment pourrais-je vraiment savoir que mes connaissances sont vraies ? Il n'est pas jusqu'à ma présence dans ce bureau, à ma table de travail, qu'il ne faut remettre en cause.

« Évidemment l'on pourrait me croire fou, à douter ainsi de mon existence, et de tout ce qui m'est si proche et alors je n'aurai d'autre choix que de tracer une ligne de partage entre la folie et la raison qui fera couler tant d'encre plus tard au XXe siècle, quand les philosophes, tandis qu'ils se demanderont d'où ils parlent, rencontreront cette ligne de flottaison et souhaiteront la remettre en question, comme si je ne m'étais pas éprouvé un peu fou d'employer une petite partie de mes journées à une semblable activité. Les peintres peignent des êtres imaginaires, des licornes, des dragons, en composant leurs figures à l'aide d'éléments réels et moi-même, sur ma table de travail, je dispose de notes, de pages manuscrites, de livres pour l'assemblage desquels je tisse mes propres pensées, et ces pensées m'emmènent si loin que j'ai quelquefois peur de me retrouver plongé dans le noir absolu : ni clairière ni chambre trouée par la lumière d'une bougie, mes pensées courent en moi en ordre dispersé. Si je veux les arrêter, je dois suspendre mes jugements et je finis par découvrir ici une activité qui m'appartient. Le fait même de douter m'appartient en propre. Un chemin commence à se dessiner. Je décide de l'emprunter. Avec la persistance du malin génie qui expulse dans l'invraisemblance la terre, le ciel, les couleurs, l'air, les figures et les sons, qui s'emploie à rendre invisible mes mains, mes yeux, ma chair, mon sang, je me résous à suivre ce chemin. C'est ma seule option. J'ai toujours aimé marcher et je souhaiterais le montrer dès maintenant.

« Je vous renvoie au début de mon *Discours de la méthode*, quand je plaide pour "le bon sens comme la chose au monde la mieux partagée". J'y affirmai sans ambages que "ceux qui ne marchent que fort lentement peuvent avancer beaucoup davantage, s'ils suivent toujours le droit chemin que ne font ceux qui courent, et qui s'en éloignent". La marche m'assure de rester sur mon chemin, tandis que la course me fait zigzaguer et dérailler. Aussi m'éloignerai-je de la course et continuerai-je mon chemin en prenant le temps de raisonner, la marche aidant. La méditation est un art de la marche. Elle vient en supplément d'une impossible nage quand je suis plongé en eau trouble : "Comme si tout à coup j'étais tombé dans une eau très profonde, je suis tellement surpris, que je ne puis ni assurer mes pieds dans le fond, ni nager pour me soutenir au-dessus. Je m'efforcerai néanmoins [...] et je continuerai toujours dans ce chemin, [...] jusqu'à ce que j'aie appris certainement qu'il n'y a rien au monde de certain."

« Vous l'aurez compris, je nage, je marche, mais je ne cours pas. La course crée une hallucination, avec elle l'inspection de l'esprit est rendue impossible, car je n'ai pas le temps de discerner les ombres des figures réelles ; il me faut ralentir, c'est certain, me construire un espace familier que je vais arpenter par grandes lignes droites, d'un bord à l'autre, jusqu'à ce que je heurte un "point qui fût fixe et assuré". C'est ainsi que je suis entré en méditation, en me déclarant marcheur plutôt que coureur. C'est ainsi que j'ai composé des méditations métaphysiques dans lesquelles, grâce à la certitude lumineuse de mon activité de pensée qui m'est apparue, dans mes marches régulières, m'appartenir en propre, j'ai pu affirmer en pleine lumière l'immortalité de l'âme et l'existence de Dieu. »

C'est ainsi qu'a parlé, ou qu'aurait pu parler, Descartes un soir, lorsque, retenu près de son poêle, la neige floconnant à l'extérieur, il déclara la guerre à l'incertain et la nécessité de transformer la philosophie en une science des choses absolument claires et distinctes. Peu lui importait alors son art militaire de mercenaire aguerri qu'il louait aux différents Grands de l'Europe, et sa prouesse de voyageur européen, sa retraite lui était la promesse d'une lenteur nouvelle, et l'état de marche qu'impliquaient ses méditations raisonnées, celle d'y accéder avec certitude.

Mais Descartes était-il certain de n'être pas encore ce cavalier-soldat prêt à fuir en cas de danger ? Et la philosophie elle-même pouvait-elle se satisfaire de ce commencement non précipité ? Il nous faut malmener cette scène inaugurale, nous déclarer coureur plutôt que marcheur et entreprendre des méditations physiques plutôt que métaphysiques. Ou du moins la question serait la suivante : que se passerait-il si, au lieu de suivre le conseil cartésien de marcher droit devant nous, tandis que nous sommes en pleine forêt, pour être certain d'en sortir, nous nous mettions à courir au risque de nous perdre ? Et l'éloignement peut alors être maximal, tant il se pourrait qu'en remettant en cause la marche et la ligne droite une autre vue philosophique apparaisse, une vue de sujet désorienté, ne voyant plus la lumière naturelle et ne cherchant pas à la voir.

Quand je cours, mon attention se porte d'abord sur mon corps, sur mon rythme cardiaque, sur tout ce qui entrave son mouvement ou au contraire le facilite. Je ne suis plus que corps, ensemble noueux qui cherche à avancer coûte que coûte. Le sang y circule, se propage par le cœur, pompe qui ne se relâche pas, dont le rythme s'emballe avant de revenir à de plus sages proportions. Les muscles s'allongent ou se contractent, la douleur s'installe dans les jambes ou disparaît. Je ne suis plus séparé de mon corps ; c'est pourquoi je me sens exister comme jamais.

S'agit-il là d'un nouveau théâtre philosophique, d'une scène clandestine montée rapidement sur des tréteaux et improvisée au grand air ? En tout cas, le critère de l'évidence a changé du tout au tout. Une nouvelle méditation s'élabore qui remplace la première.

« Je supposerai que tout ce que je vois en moi n'existe plus, que mes représentations ne sont qu'ombre sur une scène de théâtre intérieur dont je peine à deviner les contours. Ma méditation elle-même ne m'apparaît que comme une chose incertaine, vague, qui se dilate le long de mon corps en mouvement s'affirmant comme sueur, énergie, fatigue. Je suis, j'existe, cela est certain, pour autant que je sens mon corps. Qu'est-ce donc que je suis ? Un corps qui pense dans son corps. Un corps, c'est-à-dire une chose qui peut, qui ne peut pas, qui affirme, qui sent, qui pense aussi. »

Dans cette permutation des scènes, l'invulnérabilité du *cogito* cède sa place à la vulnérabilité des corps en mouvement. Pourtant il faut bien, pour exister, que le *cogito* soit porté par un corps, un volume de chair, d'humeurs et de sang non réductible à une machinerie savante, même si Descartes s'y emploie. Sous la pensée qui s'affirme en pleine lumière, il reste un corps évanescent, fugitif, mais encore présent. Cependant, la pensée l'aspire, sans aucun doute. Tout de lui doit disparaître. Quitte à le retrouver plus tard. Quand il s'agira d'imaginer son union avec l'âme.

Si courir apprend quelque chose, c'est justement que le corps ne peut être mis entre parenthèses. La course, de ce point de vue, n'est pas une possibilité quelconque du corps. Aussitôt qu'elle trouve sa trajectoire en lui, elle le met au supplice. Jusqu'où peut-il aller dans ses efforts ? Combien de kilomètres peut-il tenir à cette vitesse ? Ces questions font advenir une physique en lieu et place d'une métaphysique. Une exploration méthodique du corps en mouvement plutôt qu'une analyse des qualités occultes de l'esprit, et qui peut devenir, de ce fait, la seule métaphysique possible, à condition d'en faire un appareil permettant de capturer des énergies corporelles.

Qu'est-ce qui s'exprime dans le corps mobile ? Quelle transcendance s'attache à la course ? Quelle vision du monde ? Ces questions, le coureur les ressent comme autant d'états du corps. En aucun cas, il ne doit se les poser une fois qu'il a couru, mais bien quand il court. Si la philosophie procède souvent de l'après-coup, il s'agit là, pour une fois, de *penser dans le mouvement lui-même*. C'est à cette condition qu'une philosophie du mouvement devient possible. « Quand nous voulons faire la philosophie du mouvement, écrit Merleau-Ponty, nous nous demandons ce qui nous est donné au juste dans le mouvement, nous nous apprêtons à rejeter les apparences pour atteindre la vérité du mouvement[1]. » Mais fonder une philosophie du mouvement, c'est accepter d'être en mouvement au moment où l'on philosophe. À cette condition seulement, le mouvement cesse d'être le transport d'une chose vers une destination. C'est alors seulement que le mouvement trouble l'immobilité présumée des choses et impose des rythmes, des accélérations et des lenteurs dans lesquelles tout l'être devient mouvant. Comme l'écrit Merleau-Ponty, « l'initiation cinétique est pour le sujet une manière originale de se référer à un objet au même titre que la perception[2] ».

Si tel est le cas, une méditation physique atteste les variations dont les corps sont capables et en tant qu'elles sont en corrélation avec des états du monde. Elle doit rendre compte également des configurations et des *scenarii* culturels par lesquels des mythologies s'emparent de ces mêmes variations pour les plonger dans le grand bain de la modernité.

---

1. Maurice Merleau-Ponty, *Phénoménologie de la perception*, Gallimard, « Tel », 1976, p. 310.

2. *Ibid.*, p. 128.

Je cours, donc je suis

Nous réclamons une nouvelle scène pour la pensée. Il faut moduler la philosophie le long d'une ligne flottante d'expériences ordinaires, non pour qu'elle en ressorte encore plus souveraine et dominatrice, mais parce qu'il y va d'une leçon de vie que le coureur (mais aussi pourquoi pas le nageur, le cycliste, le danseur, le travailleur, l'amoureux, le chômeur, le vacancier, l'étranger, liste à la Prévert qu'il faut tout aussi bien réciter au féminin) énonce au grand jour, sans y prêter forcément attention. Il s'agit donc bien de toute une cohorte de sujets qui forment ce drôle de « nous », une foule aussi disparate que celle qui s'agglomère derrière une ligne de départ. Et ce peuple de coureurs ne peut manquer de surprendre. Pourquoi faudrait-il en être ? Pourquoi ne pas tourner le dos pour partir en rase campagne, seul sur un chemin ? Même à ce stade de solitude, la course reste une option ; elle est insistante comme une chimère ordinaire. C'est pourquoi nous réclamons de pouvoir la penser, et même de la raconter, pourquoi pas, comme une fiction à l'usage de notre temps.

C'est que le coureur dont il sera question dans ce livre écrit par un coureur n'est pas l'homme grec, accomplissant un ultime effort après la bataille de Marathon pour annoncer la nouvelle que l'on sait aux généraux athéniens. Ce n'est pas une histoire du marathon ni même de la course que nous voulons entreprendre ; il en existe de fort belles [1]. Il s'agirait plutôt de pouvoir répondre à l'énigme suivante : pourquoi en sommes-nous venus à nous vivre comme des sujets-coureurs ? Quelles métamorphoses la subjectivité a-t-elle donc subies pour qu'on en vienne à penser notre vie comme mobile, dans une pratique qui n'est pas nécessairement un sport (mais qui peut l'être aussi bien), la course ? C'est donc moins une histoire de la course dont il sera question que sa cartographie contemporaine : dessiner la carte de tous ses usages.

D'un côté, il semble bien que la course soit un symptôme de nos sociétés néolibérales, toujours plus vouées à la mobilité, à la célébration des flux, à l'accélération des rythmes : nous sommes amenés à nous penser comme des coureurs, même lorsque nous ne courons pas. Ne répète-t-on pas, jusqu'à plus soif, que l'époque est à l'urgence ? C'est à un point tel que la marche peut être revendiquée comme une manière de

1. Lire en particulier Bernard Chambaz, *Marathon(s)*, Seuil, 2011.

décélérer, un usage à contre-courant impliquant une haute démarche en spiritualité, une pratique du corps tout entière inscrite dans la direction d'une remontée vers l'esprit. D'un autre côté, il serait erroné d'analyser exclusivement le coureur comme un sujet malade de son temps, soumis à ses normes les plus impérieuses. Si courir, c'est bien aller de l'avant, c'est aussi, sans doute, en même temps, faire des pas de côté par rapport à toutes les figures de l'homme-entrepreneur de lui-même. Courir est pris dans le symptôme mais le déborde, ne cesse de le déborder en inventant des figures irréductibles qui renvoient à des états de la course. Car l'on peut courir pour sauver sa vie, une fois épuisées toutes les autres options et qu'il ne reste plus que celle-là, pour ne pas être fait comme un rat, comme l'on peut courir par plaisir, pour voir ce qui se passe en soi et hors de soi, pour partir à sa découverte et à la découverte du monde, pour mieux se connaître.

Dans *Qu'est-ce que la philosophie ?*, Deleuze et Guattari formulent cette remarque précieuse : « La liste des personnages conceptuels n'est jamais close et joue par conséquent un rôle important dans l'évolution ou dans les mutations de la philosophie [1]. » Les personnages conceptuels ne sont pas, pour les deux auteurs, des personnes de chair et d'os, mais des formes de la pensée qui explicitent une définition philosophique.

---

1. Gilles Deleuze, Félix Guattari, *Qu'est-ce que la philosophie ?*, Minuit, « Critique », 1980.

Dans le petit monde grec des premiers philosophes, l'Ami, l'Amoureux, le Concurrent, le Rival équivalent à de telles déterminations : ce ne sont pas des incarnations exemplaires de problèmes philosophiques, plutôt des personnages qui peuplent le théâtre philosophique, lui donnent une contenance propre. Aussi, quand Platon se demandera, dans le *Politique*, qui peut gouverner la cité, il fait surgir un monde de rivaux qui n'appartiennent qu'au théâtre de la pensée. Ils sont nombreux à vouloir se présenter ainsi au service des hommes : du fermier qui les nourrit au médecin qui les soigne, en passant par le soldat qui les protège, différentes personnes surgissent qui entendent affirmer, selon un point de vue bien particulier, ce qu'est le bien de la cité. Il reste que ces personnes sont, pour Deleuze et Guattari, des êtres de papier, tout un peuple de la pensée, explicitant les concepts que le philosophe formule à haute voix et qui n'ont pas forcément vocation à exister.

Deleuze et Guattari réclament pour la pensée un théâtre peuplé de personnages. Nous voulons également monter le nôtre. Mais l'hypothèse que nous émettons est légèrement biaisée : pourquoi ne pas admettre que les personnages conceptuels sont bel et bien réels ? Le coureur n'est pas une créature imaginaire ; on le voit à 6 heures du matin, ou à midi, ou bien le soir, arpentant le bitume à 10 kilomètres par heure ou plus. Parfois, il s'agit d'une très jolie fille qui court en short et en « marcel » collant, fière amazone d'aujourd'hui ; parfois, on dirait un clochard sorti de nulle part, aux cheveux blancs, longs et frisés, qui flotte dans son survêtement trop large pour lui et qui avance comme s'il était possédé ; parfois aussi ce sont des groupes qui caquettent en cadence. Mais toujours ce sont des vies singulières qui s'avancent de manière improbable à l'intérieur d'un morceau de temps et d'espace. Dans son agissement hétérodoxe, le coureur fait œuvre. Dès lors, sa mobilité nous accompagne comme une énigme insistante. Que nous apprend-elle sur nous-même ?

Quand les personnages conceptuels deviennent réels, c'est toute une philosophie qui est à l'œuvre dans la vie ordinaire. Il faut aller à la rencontre de ce joyeux peuple. L'affirmation des vies est infinie. Deleuze et Guattari entendent encore maintenir une frontière entre la philosophie et la pensée. Pour eux, il y a beaucoup de pensées dans la tête des gens, et aussi dans leurs vies, mais le philosophe est le seul à créer des concepts : c'est le « truc » qui le distingue des autres. La vie philosophique reste une vie extraordinaire, liée à d'improbables signatures : le *cogito* de Descartes, la monade de Leibniz, la durée de Bergson, la substance d'Aristote, etc. Mais le théâtre que nous avons convoqué est dépourvu d'auteurs. Ou du moins, les auteurs y sont légion. Tantôt ils écrivent des livres, tantôt ils courent ; ils font rarement les deux, mais cela arrive quand même. C'est ainsi que nous avons élaboré une philosophie au grand air. Cette joie du dehors a quelque peu perturbé les constructions. Nous l'espérions. Et si cette frontière entre la philosophie et la pensée n'existait tout simplement pas ? Alors il y aurait de la philosophie partout. Et c'est un fait que, dès que l'on pense un peu, on acquiert une sorte de philosophie.

Le coureur, dans ses raids solitaires ou dans ses sorties à plusieurs, contrairement à une idée reçue, pense beaucoup, à voix haute ou à voix basse. Il se construit ainsi une philosophie portative. L'avantage d'une telle philosophie est qu'elle est révisable en permanence. Nulle obligation de la coucher sur papier : elle se détruit au bout de quelques kilomètres, quand penser à la pensée n'est plus possible à cause du corps. Si, par chance, elle demeure jusqu'à la douche, il est rare qu'elle lui survive. Car alors le corps est à neuf, la vie d'avant peut redémarrer, et les pensées les plus sublimes nées des chocs répétés sur le bitume ne semblent plus que des astres morts, d'une grandiloquence vaine.

Cette possibilité de se construire une philosophie éphémère, loin d'être une faiblesse, est, au contraire, une grande chance. Si le philosophe professionnel crée des pensées qu'il arrange les unes en fonction des autres, le philosophe amateur, qui court tous les dimanches, n'est pas soumis à la même contrainte. Il peut d'autant plus facilement inventer des conjectures qu'il n'est pas tenu de les faire entrer dans un plan cohérent et ordonné. Cet art de la conjecture est, sans aucun doute, la grande chance du coureur-philosophe. Il invente les idées dont il a besoin pour tenir la distance. Ou plutôt des idées lui viennent en tête, qui lui permettent de peupler sa solitude, à moins qu'elles ne circulent librement au cours de discussions à plusieurs. Mais il ne faut pas trop s'en laisser compter par cette distinction entre philosophe professionnel et philosophe amateur. En réalité, le jeu est plus subtil qu'il n'y paraît : ces conjectures, si elles ne servent souvent à rien d'autre qu'à tenir dans la course, à aller jusqu'au bout, peuvent, pourquoi pas, être utilisées comme un laboratoire mobile pour des pensées moins éphémères. Toutes les pensées que j'ose introduire à mon compte dans des livres ont ainsi passé des tests de mobilité. Plus encore, elles sont souvent venues en courant, sans crier gare. Si, de retour chez soi, il restait à trier entre les conjectures sans valeur et les autres, la possibilité d'une invention philosophique a bien été envisagée à un rythme de 12 kilomètres par heure. Même le présent travail sur la course à pied n'a pas échappé à la règle. Courir consiste alors à inventer des pensées sur la course dont certaines auront pu survivre à la course elle-même.

Dans sa préface au *Gai Savoir*, Nietzsche en appelle à la venue d'un médecin-philosophe capable d'interpréter le monde en termes de santé et de corps plutôt que de vérité et d'esprit. Mais ne pourrait-on pas en appeler, de manière moins solennelle, à la venue d'un coureur-philosophe revendiquant un art de penser à 12 kilomètres par heure ? En libérant cette fiction, c'est tout un théâtre de l'ordinaire qui s'est déplié sous nos yeux et qui a bousculé des évidences, des partages aussi. Finalement, c'est à l'évocation d'un portrait du philosophe en coureur de fond que nous nous sommes attelé, convoquant des femmes et des hommes, et peut-être aussi quelques extra-terrestres, des légendes du sport et des anonymes. Surtout des anonymes.

Désir d'expérience

Ceci n'est pas un livre, seulement une expérimentation. Déployer le théâtre de la course en quarante-deux stations et quelque deux cents mots, à l'instar d'un marathon que le lecteur est invité à courir, devenant lui-même marathonien, n'a d'autre signification que de chercher à sortir de la forme du livre et de la référence à l'auteur en majesté. Il s'agit de faire autre chose avec la forme écrite, de la laisser dans une sorte de jachère ouverte à des usages improbables. Le coureur est assurément un personnage en quête d'auteur. Non au sens où il attendrait qu'on vienne le prendre par la main pour le reconduire à ses performances proclamées, mais plutôt dans la mesure où il en conteste la paternité. Un coureur de ce point de vue est un principe absolu d'échappement : il fuit la cohérence textuelle et l'auteur peine à le suivre ; il est pris au piège des traces qu'il laisse de manière hypothétique derrière lui, empreintes sans vie dans la limaille de fer bergsonienne, une trame *a posteriori* et non son devenir le plus exact. Il fallait courir soi-même pour ne plus être ce sujet s'appropriant autoritairement un objet. Il fallait se laisser traverser par différents rythmes, se fatiguer, peiner beaucoup, avoir du plaisir aussi pour que cette comédie puisse suivre l'allure farcesque d'un joyeux carnaval au lieu de s'ériger en un cortège impeccable. Dessiner le portrait d'un philosophe en coureur de fond n'implique aucunement de négliger les surfaces. C'est d'une exploration des terrains qu'il s'agit dans la course. Le déploiement non programmé d'un devenir. Il sera toujours possible de rappeler que l'on court dans le temps et non dans l'espace, que la dualité de l'esprit et du corps est une affaire de seuil, etc. Nous le ferons dans nos séquences successives. L'essentiel est toutefois ailleurs : inventer une petite machine à explorer les temps et les espaces suppose tout autre chose que l'écriture d'un livre, ne prend sens qu'à la condition de constituer une expérience.

Pouvons-nous encore faire des expériences ? Pour cela, peut-être suffit-il de se mettre sur ses pieds, de se munir d'une paire de chaussures (et encore) et d'un « flottant ». Nous sommes entrés dans le monde déjà plus vieux que nous-mêmes. Walter Benjamin affirmait, au seuil de la modernité, que le cours de l'expérience avait chuté et que nous étions devenus pauvres en expériences. La désacralisation de l'art, liée à sa reproductibilité, qui lui ôte son aura, n'est qu'un élément parmi d'autres d'une nouvelle manière d'être au monde où a disparu la possibilité d'une expérience du commun. Il n'est pas jusqu'au roman qui, en prenant le dessus sur le conte, n'affirme la vaine solitude du héros sans commune mesure. La leçon de Walter Benjamin est d'une sévérité accrue pour notre temps. Nulle transmission, nulle reprise ne sont à attendre : la désagrégation du conte est sans lendemain. S'ouvre l'ère du nihilisme, avec ses héros de pacotille et ses faux champions, engagés dans la rotative rapide de l'industrie culturelle, simples ombres dans une caverne désormais devenue immense. Si l'on n'y prend garde, il sera toujours possible de dire, et ils ne manqueront pas de le dire, les hypocrites lecteurs, nos frères, qui iront en ce sens, que l'apologétique de la course à pied ici entreprise est le signe le plus étincelant que le cours de l'expérience a chuté : *exit* alors la glorieuse entreprise de l'élaboration du sens, le projet ancestral de l'édification des normes. La vaine description d'un amusement témoigne déjà en soi et sans appel d'une conversion à l'insignifiant, au non-sens. Et pourtant, ce à quoi nous avons voulu atteindre ne prétendait à rien d'autre finalement qu'au dépliement opiniâtre d'une expérience. Restituer en somme, comme disait Deleuze, « le plan d'immanence » où une certaine chose se passe, où il arrive quelque chose : voilà où était l'enjeu. Raison pour laquelle il nous faut autre chose qu'un livre. C'est à cette condition seulement que peuvent monter sur scène, sans intention programmatique, tous les personnages en quête d'auteur dont nous n'avons gardé, pour finir, que quelques noms, glorieux ou anonymes, légendaires ou obscurs.

Ceci n'est pas un livre, mais un désir d'expérience destiné à annuler la formule magique de Walter Benjamin et à soulever un couvercle qui pèse sur toute une jeunesse folle afin de la libérer. Alors il faudrait demander ceci : le théâtre mobile élaboré dans ces quarante-deux stations d'un parcours marathonien n'aura-t-il finalement servi à rien d'autre qu'à faire émerger une expérimentation ? Plus qu'une expérience peut-être, parce que la carte qu'il reste à inventer dessine le domaine des expériences possibles. Mais envisager les choses à partir du minuscule, du bas, du trivial, c'est aussi entrevoir des règnes de liberté souverains. « L'expérimentation est le contraire de la politique comme système : elle se niche dans les choses minuscules, elle se construit par le bas, elle se répète et recommence [1] », écrit Judith Revel. Il est certain qu'avec la course, nous voilà précipités au milieu des choses, dans un mouvement infime qui signifie que tout peut recommencer.

Nous sommes à une époque où nous voulons à nouveau pouvoir faire des expériences. Nous ne disposons d'aucune carte. Il faut explorer des figures et voir où elles mènent, sans se soucier de leur petitesse

1. « Expérimentation », in *Dictionnaire politique à l'usage des gouvernés*, dir. Fabienne Brugère et Guillaume le Blanc, Bayard, 2012, p. 240.

présumée ou de leur compatibilité avec les grands récits. Nous avons à écrire les fictions de notre temps. Sans nous en laisser compter. Pour rouvrir le cours des expériences.

Sujet frivole ?

Il faut le dire une fois pour toutes : courir, quoi de plus frivole ? N'y cherchons pas je ne sais quelle pensée de rattrapage, qui viendra secourir le coureur en lui proposant une philosophie clefs en main. Il n'en a pas besoin et le donneur de leçons n'aura qu'à aller se rhabiller, tant il est vrai que la frivolité n'a aucun besoin d'être justifiée. Elle s'éprouve comme pur plaisir ; s'y adonner, c'est tout simplement trouver un plaisir que l'on ne trouve pas ailleurs. *That's all.* Dès lors, on pourra toujours se demander pourquoi il faut se laisser inquiéter par un tel objet. Le frivole serait-il donc sérieux ? Ce n'est pas une philosophie de la course qu'il nous faut. À ce titre, il y aurait autant de philosophies que de pratiques : une philosophie de la nage, une philosophie de la glisse, une philosophie de la bicyclette, etc. Le philosophe Vincent Descombes [1] s'est moqué de cette extension illimitée du domaine

1. Voir Vincent Descombes, *Philosophie par gros temps*, Minuit, 1989, p. 12-13.

de la pensée. Il y a vu la coquetterie d'une pensée qui se veut faussement modeste parce qu'elle s'octroie les objets de tous les jours. Une philosophie de climat ! La pire, selon lui. Est-ce si certain ? Ne peut-on se laisser inquiéter par le monde environnant, par la modestie des objets et des pratiques ? Qui décrète par avance qu'une chose est digne d'être pensée mais qu'une autre chose ne l'est pas ? Qui institue les ambiances en philosophie, les atmosphères ? Il faut faire avec Stanley Cavell[1] le vœu que la pensée renonce à son arrogance.

En réalité, l'enjeu n'est pas de nommer tous les aspects du réel, de redoubler dans le langage le mobilier du monde, de nommer toutes les pratiques, mais plutôt de susciter la pensée en l'écartant de ses sillons habituels, en convoquant, comme devant un tribunal, les figures qui lui résistent et qui sont comme autant d'énigmes. Le fugitif, le coureur de jupons, l'athlète, le président-coureur déplient leur théâtre portatif à l'ombre de silhouettes réelles. C'est toute une instabilité chronique, un jeu d'apparences qui s'impose sans détour. Parfois la frivolité est à son comble : on court et c'est sans raison : simplement pour se sentir vivant, relié au monde, aux paysages que l'on traverse, à la nuit qui tombe, au froid que l'on sent sur sa peau, à la sueur qui inonde les yeux

1. Voir Stanley Cavell, *Un ton pour la philosophie : Moments d'une autobiographie*, trad. Sandra Laugier et Élise Domenach, Bayard, 2003, p. 27.

et brûle, à la fatigue qui s'incruste dans le corps. Pourquoi fait-on tout cela ? On ne saurait vraiment dire : la course est sans pourquoi.

La cohorte des philosophes s'est longtemps employée à ruiner le frivole. C'est qu'il scintille par intermittence, flambe d'inconstance, glisse à la surface des choses comme une apparence qui ne parvient pas à démêler l'être du non-être. Depuis Platon, l'amour des essences a rendu l'amour de la frivolité intenable. Ne semble absolument désirable que le nécessaire, ce qui ne passe pas, l'idée immobile qui brille et qu'il convient de contempler. Il existe alors une insoutenable frivolité qui va, qui vient, qui reste superficielle et creuse. La frivolité de la course est donc un *hapax* pour la pensée. Comment la prendre au sérieux sans ruiner le sérieux sous le frivole ? Le coureur est à ce point l'antiphilosophe qu'imaginer un instant une philosophie de la course reviendrait à inventer un cercle carré. Mais après tout, si « se moquer de la philosophie, c'est vraiment philosopher » (Pascal), ne peut-on se moquer d'elle en prenant au sérieux le coureur pour mieux lui rendre hommage ?

Quand la frivolité devient sérieuse, elle se fait énigme. On s'attache à elle, on la chérit, on veut absolument aller courir, c'est une obsession ou presque. Pour celui qui en est là, la frivolité de la course devient hautement exigeante. Pourquoi une chose frivole est-elle devenue une telle obsession pour nombre de vies ? Il existe de nombreuses hypothèses que l'on peut convoquer en ouvrant l'armoire aux explications : le tiroir sociologique, plein de déterminants sociaux, de pulsions sociales de mobilité, le dispute au tiroir psychologique dans lequel semble prospérer une analyse des motivations et de la volonté. Mais il n'est pas certain que tout cela aille bien loin. Car nous serons alors très vite reconduits aux mystères cachés de l'inexplicable. Viendra bien un moment où les explications n'auront plus cours.

La métaphysique sera profonde ou ne sera pas. Mais cette profondeur-là, c'est à la surface des routes que nous l'obtiendrons. Ne peut-on imaginer pouvoir trouver une métaphysique du coureur le long des corps, dans le jeu évanescent de ses différentes apparitions mobiles ? À nouveau un bain d'ordinaire ! Et tant pis pour tous les moralisateurs qui nous préviennent de la mort annoncée d'une telle séduction de l'ordinaire. Car il existe, comme le comprit Freud, une « inquiétante étrangeté de l'ordinaire » qui tient justement à la compulsion de répétition et non à je ne sais quelle envolée lyrique dans l'insolite. Répéter l'ordinaire, c'est contribuer à le stabiliser, mais c'est aussi, par un autre bord, asseoir la désirabilité de la vie par le fait même de répéter ce à quoi l'on tient. Il n'existe alors pas de meilleure preuve de l'existence que celle-ci : la répétition de la frivolité.

Albert Camus remarque, au début du *Mythe de Sisyphe*, qu'un homme s'est suicidé parce qu'il ne voulait plus se raser jour après jour. Le motif est sans doute l'un des plus valables qui soient. Tenir dans la répétition, c'est à coup sûr tenir à la vie ! Quand la répétition est impossible, c'en est fait d'une vie. Il y a néanmoins répétition et répétition. La répétition mécanique du rasage, incorporation des normes sociales de présentation de soi, n'est pas la répétition du fait de courir. Avec ce dernier, c'est bien le frivole qui se fait une place à côté du nécessaire. Là se trouve son sérieux : la répétition impose le geste le plus insignifiant qui soit comme important. Une vie ne tient que dans l'affirmation de gestes sans raison. La répétition d'une gestuelle aussi futile que l'est celle de courir permet à une vie de se dégager des lois d'engendrement des gestes entièrement mécanisés ou automatisés, pour resplendir alors comme pure contingence. Une vie devient une œuvre d'art en faisant quelque chose de cette contingence, plutôt que rien. Le développement d'une gestuelle vaut alors comme stylisation d'une vie. Le frivole vaut la peine, car c'est en lui que s'explore la zone de contingence de toute vie.

La course à pied vient de nulle part

La course à pied vient de nulle part. Elle n'est ni une dérivation de la marche – une extension progressive de son rythme – ni un prolongement de la locomotion animale. Pas davantage ne provient-elle de nos pieds. Elle est un état de vie, une puissance de mobilité qui est sans pourquoi. Il ne suffit pas de marcher plus vite pour courir. Dans la marche, les deux pieds restent au sol, ils s'alimentent l'un l'autre d'une pesanteur irrémédiable. Pas après pas, il y va d'une exploration méthodique du sol. Le coureur, au contraire, prend congé de cette loi d'attraction. Il existe un bref instant où il ne pose plus les pieds sur le sol. Dans quel espace-temps se situe alors sa course ? Une brève lueur d'apesanteur, une extraction hors de la condition terrestre, une parenthèse dans la vie ici-bas. Avec la course, les pieds ne sont plus à la fête sur le sol. Certes, ils retombent l'un après l'autre, mais ils font autre chose. Il existe ainsi une frontière irréductible entre la marche et la course, que sanctionnent d'ailleurs les sports respectifs du même nom. Accélérez tant que vous voulez, tant qu'aucun des deux pieds n'a quitté le sol, vous serez encore un marcheur. Mais dès que vos deux pieds ne sont plus accrochés au sol et que vous vous aventurez dans une autre dimension, vous êtes en état de course, dans une nouvelle aventure que l'expérience de la marche ne peut approcher.

Longtemps, la course a été considérée soit comme une extension de la marche qui ne valait pas qu'on s'y intéresse, soit comme sa plus intime dénaturation qu'il fallait condamner. Aussi la course s'est-elle trouvée sans mots, enfermée dans une expérience banale ou dans une expérience limite démonétisée. La marche a alors pu triompher en toute apothéose, sans rival, assurée d'être le bon état du corps, le bon *tempo*, certaine de se frayer un chemin vers la contemplation du monde. Elle est ainsi devenue une sorte de spiritualité en acte, un exercice de l'« intranquille tranquillité » faisant coïncider soi et le monde dans une rêverie pragmatique étalonnée sur un rythme de 5 à 6 kilomètres par heure.

La course a été effacée des possibilités de vie exemplaire. Elle est devenue, au pire, un exercice sans raison, dépendant des flux du libéralisme exhortant à la mobilité, célébrant le nomadisme des vies normales, le contraire d'une philosophie, au mieux un entraînement forcené se confondant avec l'affirmation stoïcienne d'un endurcissement à la douleur.

Il est certain que le sens de la course est perdu, dès lors qu'on l'appréhende comme une volonté de performance. Il existe, de fait, une manière très répandue de l'envisager comme un sport exigeant, dont beaucoup de revues spécialisées se font l'écho, délivrant des programmes d'entraînement sur plusieurs mois, des recommandations diététiques, analysant de manière maniaque le matériel du coureur. C'est à croire que courir équivaut à une expédition sur la Lune. Ces conseils peuvent être précieux et ces revues sont utiles, mais il ne faut pas laisser croire que courir soit une activité de spécialiste, privilège de qui dispose d'un chronomètre pour mesurer ses pulsations cardiaques, d'un compteur pour calculer la distance kilométrique, d'une paire de chaussures montées sur coussin d'air, etc., comme si courir revenait à conduire une Formule 1.

Une mystique de l'ingénieur anime effectivement le coureur, mais comment tout cela pourrait-il aller bien loin ? On entend pourtant qu'Untel s'est rendu chez son programmateur pour fixer le nombre de ses entraînements par semaine, la nature de chacun d'eux, fractionné ou endurance, etc., et construire les régimes alimentaires qui vont avec. À moins qu'il n'ait préféré se considérer comme son propre *coach*. Alors l'entraînement du coureur s'apparente à une machinerie suisse où rien ne doit être laissé au hasard. Mais cette science, qui la formule et en décrète la valeur ? N'est-elle pas d'emblée viciée par les pressions magasinières qui s'exercent sur soi pour que l'on devienne médecin de soi-même ? Ne sommes-nous pas toujours plus soumis à ces impératifs de bien-être que toutes les revues de santé déclinent à n'en plus finir, affirmant un hygiénisme des temps modernes, construisant une norme de la santé que le néolibéralisme promet à tous ceux qui sauront consentir à l'effort ?

Tant que nous prenons les choses par ce bout-là et envisageons la course comme une culture de la performance ou comme une médecine, il semble bien que la seule issue soit de tourner le dos à la course et de renoncer à cette carapace d'athlète machiné pour en appeler à une autre pratique, la marche, plus respectueuse du sens de la vie et de l'environnement, à l'opposé des cérémonies médiatiques du sport mondialisé.

Dans son bel essai, *Marcher, une philosophie*, Frédéric Gros établit une frontière irréductible entre la marche et la course : « Marcher n'est pas un sport. Mettre un pied devant l'autre, c'est un jeu d'enfant. Pas de résultat, pas de chiffre quand on se rencontre[1]. » Il y a marche et marche. Marcher pour aller au travail n'est pas marcher en compagnie sur un sentier de randonnée. Dans la première pratique, la marche est un moyen ; dans la seconde, elle est une fin ; la première est solitaire ; la seconde est solidaire ; l'une répond à un impératif de société, elle s'apparente à un élément d'une politique de la survie en milieu social (à ce titre, il existe d'autres moyens de déplacement) ; l'autre suppose une exigence de socia-

1. Frédéric Gros, *Marcher, une philosophie*, Flammarion, « Champs essais », 2011, p. 8.

bilité qui peut devenir une philosophie. L'art de marcher scelle une présence au monde : il offre la possibilité de déplacer le regard : les paysages changent insensiblement, une mobilité lente et silencieuse se met en marche, rendant de nouveau possible la connivence avec les choses, avec les autres. La marche fait renaître le local comme pli du mondial, elle permet d'entrevoir le lointain à partir d'un « ici » qui dérive lentement. Cette lenteur, on le sait, est propice à la pratique spirituelle à l'air libre. Frédéric Gros a établi un lien entre le pèlerinage et la marche. C'est le grand compas de la marche qui est ouvert. D'un côté, le marcheur est un flâneur solitaire qui s'affirme dans le tour moins codé de la promenade sans statut. D'un autre côté, le marcheur est un officiant qui perpétue la grande forme culturelle du pèlerinage. Existe-t-il dans ce dernier une reprise en main de l'asociale flânerie errante entreprise à midi ou à minuit, n'importe où ? On sait que l'on peut marcher n'importe quand, parce que l'on se sent à l'étroit, trop comprimé chez soi. Aller dehors devient un recours, une manière de briser aussi une conduite trop installée.

Quand nous ne savons plus où nous mettre et que nous en avons assez d'être là, avec d'autres, à tel endroit, il ne reste que le simple fait de prendre les jambes à son cou et de partir. Et cela passe par la marche. Il existe trois figures du marcheur : le flâneur, le pèlerin et l'errant.

Le premier arpente un bloc d'espace à lui, qui a valeur d'un cercle, et ce, pour en extraire les beautés :

ce bloc d'espace est modulable et se transforme au gré des flâneries, dont seule la forme est préméditée et en aucun cas la trajectoire. Ce morceau d'espace lui est ouvert dans la mesure où il est certain de revenir chez lui, et tout l'art du promeneur consiste à feindre de se perdre pour brusquement voir son chez-soi à deux pas, sous un tout autre angle. La promenade est un art proustien, elle crée une sorte de langue étrangère dans son propre pays : le dépaysement intervient pour qui est assuré de retourner dans son propre pays. Le narrateur, dans *Du côté de chez Swann*, entreprend de longues promenades qui le ramènent chez lui comme par enchantement, à force de détours et d'égarements, agrandissant ses paysages, ses espaces. La promenade est un démultiplicateur d'espaces.

Tout autre est le pèlerin qui tire une ligne et s'épuise à la déplier au plus loin : le pèlerin de Compostelle s'essaie à devenir étranger. Comme l'écrit Frédéric Gros, « le pèlerin n'est pas primitivement celui qui se rend quelque part (Rome, Jérusalem, etc.), mais d'abord celui qui n'est pas chez lui là où il marche [1] ». C'est qu'il s'emploie à marcher pour vivre autrement. Ralentir s'apparente à une pratique de la méditation : c'est alors la marche qui devient le lieu dans lequel on marche, et ce lieu est un lieu d'exercice, tant sur ses représentations que sur ses désirs, au terme duquel on se déprend de ses possessions, on devient un peu plus nu, un peu moins possesseur des

1. *Ibid.*, p. 148.

choses et de la nature. Telle est la promesse du marcheur spirituel ; son viatique aussi. Au bout du chemin, un autre chemin apparaîtra. L'essentiel est de cheminer en soi. Et toutes les spiritualités l'affirment : pour vivre en soi, il faut vivre au-dehors. L'intériorité se conquiert par l'extériorité.

L'errant est un troisième genre de marcheur. Ce qui motive sa marche, c'est d'en finir avec un espace en rapport à des pratiques de société, de sociabilité. L'errant est quelqu'un qui n'en peut plus : il n'appartient jamais à la loi d'un milieu et régulièrement, le fait d'être ici lui apparaît comme insupportable. Il faut en finir avec ces compressions d'espaces, et viendra le moment où la déclaration de guerre contre l'étouffement dans les frontières sera furtivement prononcée par un raid forcené et souvent brutal pour *se tirer*.

Sans doute ces trois figures se télescopent-elles. Le flâneur n'est-il pas tenté de foutre le camp ? N'y aurait-il pas du Arthur R. sous l'observation feinte de Marcel P. ? Et la spiritualité du pèlerin ne se développe-t-elle pas grâce à ses mille plateaux de flânerie qui s'offrent à lui, comme un surcroît de beauté qui devient symbole de bien ? Et après tout, le pèlerin n'est-il pas en son genre un *loser* qui décampe sans le dire, qui fait sécession avec la performance déclarée des sujets capitalistiques mobiles, trop mobiles ? Le cercle, la ligne et le zigzag, voilà les figures qui font le sujet-marcheur et qui s'entrecroisent, s'interpénètrent.

Pour nous aussi, il existe une frontière entre la marche et la course. Avoir toujours un pied au sol, ce n'est pas avoir les deux pieds dans l'air. La course n'est donc pas une variation de la marche : elle est une expérience qui ne lui est pas réductible. Quand je cours, je n'ai pas le sentiment de marcher en plus vite, je fais un usage nouveau de mon corps. Et la question, dès lors, est moins de savoir si la course est un sport ou n'en est pas un que de s'interroger sur le type d'usage qu'elle met en jeu.

Il est certain que la course est un sport. Cela dit, outre que la marche peut l'être également sous certaines conditions, il faut se demander à quel sport nous avons affaire avec la course et, surtout, ne pas trop l'enfermer rapidement dans ce carcan réducteur. Car, plus que de sport, c'est de culture de soi dont il est ici question.

D'un côté, on a toujours voulu intégrer dans le sport les prouesses techniques, faisant entrer la nature dans des boucles de culture, perturbant les séparations tranchées entre la nature et la culture, créant des boucles de nature-culture, artificialisant la vie, la faisant entrer dans des régimes de dépendance qui participent d'une construction de l'« homme-cyborg ». D'un autre côté, on a toujours rêvé le sport au plus près d'un corps livré à lui-même. C'est le corps à la conquête de l'espace contre le corps mis à nu par ses prétendants. La Formule 1 contre le vélo, la course de frégates contre le simple appareillage d'une planche de *surf*. Dans cette dualité des sports individuels, la course à pied représente sans doute l'épure la plus aboutie de la seconde figure. Voilà un sport qui ne convoque rien d'autre que le corps. Nul besoin de barres ni de cerceaux comme en gymnastique, pas même d'intermédiaire semblable à cette mécanique plaquée sur le vivant qu'est le vélo : seulement un corps.

La course à pied déshabille le sport comme aucun autre sport. À l'instar d'Abebe Bikila, né dans une famille de paysans, qui franchit victorieux l'arc de Constantin aux Jeux olympiques de Rome, pieds nus, en 1960, le coureur ne témoigne de rien d'autre que de la possibilité d'un corps de se mettre en mouvements et de persister dans cette mobilité. À sa mort, Abebe Bikila est pleuré lors d'obsèques nationales et décrit comme « l'homme qui était capable de courir du lever au coucher du soleil ». La course est repensée pour ce qu'elle est : plus qu'un sport, une capacité de vie. Abebe Bikila pouvait en effet courir du matin au soir. Voilà qui n'est pas donné à tout le monde. Alors sans doute ne faut-il pas trop se presser d'aller vers les records, les équipements, les performances. Ce sont les retombées sismiques de cette capacité de vie que le verbe *courir* charrie avec lui comme une possibilité irréductible. Appréhender la course par le record, le chronomètre, le podium ne rend pas justice à cette possibilité vitale de changer d'allure et d'éprouver ainsi un autre rapport au temps et à l'espace.

Si le Diable gît dans les détails, comme il est souvent dit, *a fortiori* le proverbe doit être vrai pour la vie. Pourquoi cette étrange complication réaliste qu'on appelle la course ? Dans cet état du corps courant, une vie ne s'appartient plus. Les pieds qui se détachent du sol et y reviennent ne sont ni totalement d'ici ni totalement d'ailleurs. Dans ce mouvement d'élévation et de retombée, ils créent des possibilités de césure, des fragments d'envol qui vont et viennent, s'évadent, libérés de toute pesanteur, y reviennent. On pourrait dire : le coureur est quelqu'un qui n'en finit pas de chuter pour se redresser. Un pied s'élance et retombe. Mais cette chute n'en est pas une. C'est plutôt comme s'il se posait chaque fois sur le sol à la manière d'un cosmonaute sur la Lune.

Pas plus qu'il ne suffit de marcher pour courir, l'animal ne court. Il galope, trotte, s'élance à toute allure, mais courir est un état d'humanité relevant d'une décision, la décision d'interrompre la marche et de lui substituer une autre allure qui, alors, deviendra allure de vie. Aussi la course renvoie-t-elle aux options de la vie humaine : on peut courir parce qu'on est poursuivi ou parce qu'on est en retard. Fugitif ou retardataire, c'est selon. Mais on peut courir simplement pour son plaisir. Ne dit-on pas de celui qui cherche les plaisirs sexuels qu'il est un coureur ? Et même, dans une dérivation ultime, on court après les honneurs, le pouvoir. Aussi la course est-elle bien un précipité de la condition humaine. Dans tous les cas, courir c'est lâcher la bride, finir par ne plus s'appartenir. Une vie ne se découvre ni totalement en soi ni totalement hors de soi : dedans, dehors, dans le monde, mais encore attachée à un fil intérieur qui n'existe plus que sur le mode de l'effort, qui peut être sentiment d'aisance ou pesée insupportable. Ce moment de l'entre-deux, c'est l'expérience de la course proprement dite : une tentative-tentation pour être à la fois au-delà de soi et en soi. Cette aventure est physique, elle se fabrique sur la route, dans les espaces les plus quotidiens des villes ou sur les sentiers plus éloignés des forêts ; mais elle devient métaphysique quand elle interroge notre rapport au monde. Sommes-nous des sédentaires contrariés ou des nomades en berne ?

Marathon Man

À l'origine du marathon, il y a un linguiste, professeur au Collège de France : Michel Bréal, voulant rendre hommage au messager grec Phidippidès – qui aurait annoncé aux Athéniens, après un raid d'une quarantaine de kilomètres, la victoire des Grecs contre les Perses à Marathon –, eut l'idée d'introduire le marathon aux Jeux olympiques d'Athènes de 1896, et en confia l'idée à Pierre de Coubertin. Le marathon est ainsi né en marge des études de sémantique et de mythologie. À l'appel du savant répondit un berger grec, Spyridon Louis, qui parcourut la distance en 2 heures 58 minutes et 50 secondes. C'était avant que le marathon ne devienne une affaire royale et qu'il soit rallongé pour permettre à la famille d'Édouard VII, roi d'Angleterre, que la course olympique de Londres en 1908 démarre devant le château de Windsor et se termine dans le stade olympique face à la loge royale, soit une distance de 26 miles et 385 yards, l'actuelle distance de 42,195 km, reconnue par l'Association internationale des fédérations d'athlétisme. Le professeur du Collège de France, rêvant à haute voix les corps glorieux des athlètes, inventa la devise de l'olympisme : *Citius*, *Altius*, *Fortius* (« plus vite, plus haut, plus fort »), qui semble pousser tous les athlètes au même idéal de la performance. Était-ce là un programme ? Le corps glorieux de l'athlète est célébré comme le vis-à-vis impeccable du savoir austère proclamé du haut d'une chaire.

Et Spyridon Louis ? Les images le montrent en tenue grecque d'apparat. Le berger de Marousi ne se contenta pas de gagner les premiers Jeux olympiques et de devenir un héros grec national, allant même jusqu'à se transformer en une locution (en Grèce, on dit : « courir comme un Louis »). Il remit à Hitler, bien plus tard, lors des Jeux olympiques d'été de 1936, un rameau d'olivier venu du bois d'Olympie. Le glorieux berger devint, pour le pire, le messager du dictateur. Il semble ainsi qu'une vie ordinaire soit doublement entrée dans l'histoire. À la faveur d'une méprise. Car rien ne prédestinait ce berger grec de vingt-quatre ans, chaussé par les habitants de son village, à courir un marathon et encore moins à en prendre la tête 4 km avant l'arrivée, reléguant les quinze autres concurrents à plus de 7 minutes. Si ce n'est une aptitude à la course, un entraînement sur les hauteurs. Et cette vie qui n'était rien est devenue tout ; cette vie d'ignorance a répondu à l'appel du savant, mais a fini par devenir une vie infâme : remettre un rameau d'olivier à un dictateur, c'était à coup sûr disparaître des tablettes, redevenir une vie obscure parce que obscurcie, une vie qui n'aurait jamais dû courir. Une légende redevenue fable de la vie infâme, comme si de la renommée (*fama*) à l'infamie, il n'y avait qu'un pas. Il n'y a donc là qu'un lointain écho à la vie de saint Spyridon qui, en 270, naquit sur l'île de Chypre et devint, comme ses parents, berger, se consacrant à Dieu, menant une vie simple, y compris après être devenu évêque. L'archimandrite Vassilopoulos, dans ses *Vies des saints*, relate l'anecdote suivante : « Pour fortifier la foi des fidèles, il visite tout son évêché à pied, refusant tout autre moyen de transport. À tous ses enfants qui déplorent cet excès de fatigue, il répond : "Pour un berger qui avait l'habitude de courir derrière son troupeau, la marche est un jeu d'enfant." » Malgré la proximité apparente entre les bergers de l'âme et les simples bergers, une césure est consommée entre course et marche. La course est l'état du berger, tandis que la marche est l'activité du croyant, car elle seule permet la méditation.

De cette légende noire, Spyridon Louis est devenu une absence, un sans-nom qui accompagne toutes les vies anonymes qui courent de par le monde et se reconnaissent plus dans le jeune berger sans chaussures que dans l'athlète adulé, serrant la main à Hitler. Et l'histoire du marathon peut s'enclencher à partir de cette vie. Put surgir notamment Abebe Bikila qui triompha, sans chaussures, aux Jeux olympiques de 1960. « Peut-être sommes-nous trop voués au commentaire pour comprendre ce que sont des vies », écrivait Foucault. Une vie, c'est-à-dire une biographie, mais plus encore une contingence, qui ne s'appartient pas.

Né dans un village de bergers d'Éthiopie, Bikila s'engage dans la garde impériale pour venir en aide à sa famille. Vie de solitude : il s'entraîne seul pendant deux ans avant d'être remarqué par un Suédois passionné d'athlétisme. Vie au travail : il devient le répétiteur physique de la garde impériale, lui l'enfant-berger. Vie nue : il s'entraîne sans chaussures, ne parvient pas, aux Jeux olympiques en Italie, à trouver chaussures à ses pieds, s'aligne pieds nus et remporte la course nocturne en 2 heures 15 minutes et 16 secondes. Vie modeste : à la fin de la course, il ne boit ni ne s'assoit, repousse la couverture qui lui est proposée contre le froid, déclare sans feinte ni retenue : « Dans la garde impériale, il y a beaucoup d'autres coureurs qui auraient pu gagner à ma place. » Vie nationale : il est le premier athlète africain noir à remporter les Jeux olympiques, devient à son tour un héros national et reçoit en récompense une voiture et un appartement. Vie accidentée : plusieurs années après une seconde victoire olympique en 1964, et alors qu'il a renoncé à courir depuis peu, à cause d'une blessure, il reste immobilisé toute une nuit dans la carcasse de sa Coccinelle, devant la vie à un berger qui, passant par là au petit matin, appelle les secours. Vie blessée : il lutte pendant huit mois contre la mort, nuque brisée, perd l'usage de ses jambes, survit, passe au tir à l'arc et à la course en fauteuil, ne s'arrête pas, ne s'arrête jamais, devient une existence improbable que 65 000 personnes pleureront lors de ses obsèques. Marathon Man, c'est lui.

Le marathon est le sport des pauvres, des vies de rien qui n'accèdent jamais totalement à la lumière, car elles ont fait vœu de pauvreté. À force de parcourir le monde, d'emprunter toutes ses routes, ces vies apprennent qu'elles ne sont que de passage. Même si arrive le jour où le marathonien devient un sportif professionnel, dont l'existence même défie les grands chausseurs mondialisés, il n'en reste pas moins relié à une philosophie du dénuement pour laquelle courir, c'est expérimenter que l'on n'est que de passage, que l'on vit dans le passage. La course implique, par-delà la capture, l'intensité des transitions. On court avec soi, mais aussi après soi, hors de soi, dans des paysages qui deviennent des invitations à la mobilité.

Portrait du philosophe en coureur de fond

Ouvrir un livre de philosophie, c'est faire l'expérience de la lenteur, du surplace, du voyage immobile ou presque. On marche beaucoup chez les philosophes et, en tant que lecteur, on avance pas à pas. C'est comme si nous étions des explorateurs qui avions à nous frayer un chemin dans la forêt vierge, une machette à la main. Peu à peu, un chemin émerge, et si personne ne sait à l'avance où il va, il devient, à force de persévérance, un cap de bonne espérance. La philosophie a toujours été ressentie, analysée comme une épreuve de lenteur. Quand le monde s'emballe, les appels aux ralentissements deviennent légion et la philosophie est alors invoquée comme méditation, pouvoir de patience. Les flux d'aujourd'hui, où virevoltent les informations immatérielles d'internet, les transports capitalistiques et les voyages de vitesse, appellent un antidote puissant que la philosophie, depuis son éternelle lenteur grecque, semble appeler. En réponse aux fureurs des guerres antiques, aux emballements des commerçants, à l'agitation politique de l'agora, il importait de prendre son temps. Le rythme de la marche permettait cette juste relation aux autres, aux choses et au monde. Elle offrait un corps otage de la pensée, capable de s'oublier dans sa mécanique bien huilée pour laisser intactes les puissances de la parole dite.

Il est vrai que l'on marchait souvent à deux du côté de Platon ou des péripatéticiens et qu'ainsi une partie de ping-pong méditative à haute voix pouvait s'engager, jamais capturée par les frénésies ambiantes, entre le maître et le disciple. La marche à deux devient un exercice de perforation des évidences, une traversée joyeuse des apparences, la certitude qu'on ne se laissera pas prendre par les hâbleries des vendeurs, les proférations des poètes, les déclamations des orateurs. Il en faut plus pour ébranler la marche de la philosophie vers le bien, la vérité. Aussi le philosophe s'est-il volontiers représenté en marcheur, homme qui n'hésite pas à soupeser avec le poids de son corps la force de ses idées. Marcher devient la meilleure garantie pour ne pas se précipiter, prendre le temps d'examiner. Faire le tour d'une chose est rendu possible pour quelqu'un qui ne presse pas le pas.

La scène inaugurale sera donc une scène de lenteur glorifiée par le promeneur qui, dans sa déambulation, a tout loisir de capter les choses, d'observer les scintillements de surface, de les examiner, le cas échéant de s'en méfier. La leçon de choses est la quête du philosophe-marcheur. Aristote marche au bord de la mer ; il observe les oursins, peut-être par moments en prend-il un soigneusement dans les mains et continue-t-il à l'observer, sous le soleil de midi, tout en avançant précautionneusement vers quelque nouveau rocher, pour chercher une ombre improbable. Diogène le Cynique sort de son tonneau et se promène nu sur l'agora, invectivant ceux qui passent par là, les traitant de chien et refusant de considérer quiconque comme un homme. Le philosophe est un marcheur, un homme qui scelle l'union de ses pieds et de son âme. À l'aide de cette lenteur, la philosophie a pu se rêver conversation, dialogue. Elle a dépêché ses émissaires : le prisonnier qui, dans la caverne platonicienne, est libéré de ses chaînes, ne s'en va pas en courant : ce n'est ni un fuyard ni un fugitif. Il aurait pourtant toutes les raisons de se presser, mais il apparaît hésitant, et cette hésitation se transformera en marche, jamais en course. Tel est le scénario que Platon nous présente dans le livre VII de la *République*, après avoir exposé les conditions de vie des prisonniers enfermés dans la caverne : « Chaque fois que l'un d'entre eux serait détaché et contraint de se lever subitement, de retourner la tête, de marcher et de regarder vers la lumière, etc. [1]. » La marche n'est pas présentée comme un état naturel pour le prisonnier qui entrevoit d'abord sa libération comme une peine ; elle est une contrainte nouvelle qui fait sens avec la nécessité de regarder du côté de la lumière. Ainsi, elle fixe

1. Platon, *République*, VII, 515c, trad. Georges Leroux, dans Platon, *Œuvres complètes*, dir. Luc Brisson, Flammarion, 2011.

une direction qui ne peut être modifiée et qui doit restaurer l'ordre véritable des choses : le contour authentique des objets peut, sous cette condition, être distingué des apparences ombrageuses de la caverne, et l'âme devenir l'organe le plus précieux de la vie humaine, établissant, par-delà le cortège fuyant des apparences, un pont avec les idées incorruptibles.

Il n'allait pas de soi de faire marcher le prisonnier ainsi libéré plutôt que de le faire courir. Car les ombres au fond de la caverne fascinent autant qu'elles effraient. Vaincre ce sortilège des ombres aurait dès lors impliqué de prendre les jambes à son cou. Il est plus vraisemblable d'imaginer le prisonnier se hâtant que de lui imposer une obligation de ralentissement. Mais la pratique de la philosophie est à ce prix. La philosophie n'est pas une course aux obstacles. La course est une dispersion illimitée dans le sensible : le corps prend le pas sur l'esprit qui se voit otage du déplacement, dans l'incapacité de créer son propre théâtre, ses propres jeux d'ombres et de marionnettes. Toutes les épreuves imaginées pour distinguer le vrai philosophe du faux, le naturel du philodoxe, consisteront précisément à s'assurer qu'il possède le bon *tempo*, qu'il ne se précipite pas trop. S'il lui arrive de faire de la gymnastique dans son jeune âge, c'est pour affermir son corps et lui donner la possibilité de tellement s'endurcir qu'il restera impassible devant les futures tentations du monde sensible, qu'il lancera le désir hors de la sphère tourbillonnante et mobile des appétits, et conquerra le calme souverain des idées. Là se trouve le point central : les idées ne se meuvent pas, la mobilité est le faux infini des phénomènes face auxquels il faut opposer la transcendance immobile des idées, leur sereine impassibilité. La marche est la rampe de lancement naturelle qui conduit à l'étude de telles immobilités. Elle ne bouscule pas trop le corps, mais le laisse dans un état d'activité qui permet à l'esprit de passer par-dessus et de s'enquérir des formes idéales dont la contemplation doit permettre une vie presque divine, surhumaine. Si Socrate philosophe volontiers quand il est invité à un banquet, il ne sera pas rare, de ce fait, de le voir s'entretenir à l'occasion d'une déambulation, d'un bout de chemin partagé. Le fait d'insister autant sur la marche suggère que l'apprentissage de la philosophie est, de manière analogue, une marche vers la vérité. Elle est également associée à une santé du corps, comme la philosophie est, par ce biais, rapportée à une santé de l'esprit. On sait que la promenade, la marche sont, dans la littérature hippocratique, des techniques médicales qui favorisent l'équilibre et permettent de lutter contre certaines maladies. Si la philosophie est une marche vers la vérité, elle devient, en vertu de l'analogie, une médecine de l'âme.

Face à cette marche en avant de la philosophie, il peut sembler déraisonnable et très peu philosophique de vouloir lui faire quitter cette scène première et de lui conférer une nouvelle allure. N'est-ce pas là désorienter la philosophie ? Mais la désorientation recourt encore à la marche. Dans *Qu'est-ce que s'orienter dans la pensée ?*, Kant imagine qu'un malin génie a inversé l'ordre de sa chambre, déposant à droite tous les objets et meubles qui se trouvaient sur la gauche. Privant le philosophe de toute lumière, il le contraint à marcher à tâtons dans la chambre noire, à étendre les mains pour reconstituer un ordre de la chambre : l'ordre de la pensée peut renaître grâce au sens de l'espace qui est une faculté de et qui ne dépend pas d'un lieu extérieur pour exister, mais aussi grâce à la marche. Imagine-t-on le philosophe courir dans sa chambre obscure ? Ce serait assurément une folie qui engendrerait inévitablement heurts et renversements d'objets ; il serait analogue à la bête sauvage enfermée, dévastant tout jusqu'à ce que mort s'ensuive. Pourtant, ne faut-il pas prendre ce risque ? Si nous le prenions, nous nous blesserions à coup sûr et nous serions ainsi ramenés à cette donnée indépassable de la vie, la vulnérabilité, à laquelle est exposé tout coureur. Mais surtout, désorienter la philosophie en lui faisant changer d'allure, c'est peut-être vraiment philosopher. Kant, après tout, se donne la part belle. La chambre du philosophe est encore une chambre trop familière, même après le passage de ce drôle de malin génie ; elle est trop étroite aussi : philosopher dans sa chambre est certes compatible avec cet état limite de la marche qu'est la marche à tâtons, mais tout changement d'allure implique une désagrégation de cette donnée initiale de l'espace limité. Il est vrai que Kant était un marcheur qui s'est à dessein mis en scène dans les promenades auxquelles il s'adonnait après de bons repas, répétant jour après jour la même promenade, sauf à deux reprises, d'abord quand il se procura le *Contrat social* de Rousseau, puis quand il acheta le journal qui annonçait la Révolution française. Mais la modification de la promenade n'a pas induit un changement d'allure. Pourtant, qu'est-ce qu'une révolution sinon une course folle vers l'avenir, un changement de rythme que le cours habituel de l'évolution ne peut jamais prévoir ?

Testeur de métaphysiques

Il existe un moment où le coureur pressent qu'il n'est plus tout à fait dans son corps et qu'il n'est pas dans son esprit non plus. Il est à la rue, insituable, ni tout à fait dedans ni tout à fait dehors, dans un monde qui est le monde du coureur, où s'appartenir n'a plus de sens et où les espaces et les temps cessent de s'ordonner à la tyrannie d'un ici et d'un maintenant. La question que posent tous les non-coureurs aux coureurs est sans doute la plus philosophique et la plus difficile : pourquoi cours-tu ? On connaît par avance toutes les réponses : pour mieux me sentir, pour me défouler, pour être moins stressé, pour être mieux dans mon corps. Ce sont des réponses psychologiques qui n'entament pas l'argument ontologique qui semble revenir, telle une ritournelle, derrière toutes ces réponses : la course est sans pourquoi. Mais comment en rendre compte si elle est seulement contingence, si, avec elle, l'existence n'affirme rien ?

Le coureur ne s'embarrasse pas, il teste les métaphysiques à son insu comme d'autres goûtent les vins, ou d'autres encore se livrent à des *crashs* automobiles dans des entrepôts mal chauffés, pour déterminer les impacts des chocs, étudier la fiabilité des prototypes. Tester les métaphysiques veut dire ici que le coureur les essaie à la manière d'un vêtement dans une cabine. Mais comme l'acheteur impatient, il n'hésite pas à les laisser tomber aussitôt si elles ne lui vont pas. La course à pied n'est donc pas réductible à une occupation sociologiquement attestée ; elle est cela aussi, un passe-temps de vies qui a sa place dans la course aux flux mondialisés, mais elle se laisse également cerner par une autre approche : elle est une machinerie mobile, un dispositif souple pour expérimenter les métaphysiques. Mais qu'est-ce qu'une métaphysique ? Un ensemble d'hypothèses qui portent sur ce qui fait qu'une vie est une vie ; pourquoi tient-elle le coup ? Qu'est-ce qui la met en mouvement ? Possède-t-elle une force intérieure ? L'âme et le corps sont-ils séparés ? Vit-elle dans le temps, dans l'espace, dans les deux ? L'hypothèse du coureur est donc bien métaphysique : le coureur est un expérimentateur qui en teste plusieurs. Rien ne lui résiste. Sauf que parfois son corps craque et qu'il craque avec lui. Preuve que l'âme et le corps ne sont pas séparés et qu'ils se voient reliés dans la fugue elle-même. Au sein d'un monde gagné à la physique, à l'évidence des phénomènes, à la persévérance des apparences, le coureur semble traverser les consistances du sensible et évoluer sur une autre scène.

Il serait donc inexact de l'imaginer en maître des mondes cachés. Joliment vêtu, tout en caleçons moulants, chaussures fluo montées sur coussin d'air, sa vigueur héroïque s'incruste dans les paysages, insiste même avec une arrogance qui est la marque des biennourris. Pourtant, aucun existant dans le monde n'est suffisamment puissant pour l'immobiliser et le retenir prisonnier. Le coureur est de passage et, quoi qu'il en soit autour, il passera jusqu'à ce qu'il s'arrête et décide de rentrer chez lui. Il traversera donc les apparences et ne succombera à aucune d'elles. C'est là sa première épreuve métaphysique, dont il ne sort pas forcément vainqueur. Car courir, c'est prendre la décision de continuer à courir, alors qu'il est possible à tout moment de s'arrêter. Là est le choix crucial : courir ou ne pas courir n'est pas une litanie, mais ce qui en résulte est un fil en permanence déplié sous les pieds du coureur. L'oubli de ce choix crucial se nomme extase ou grâce ; le rappel permanent de ce choix se nomme lourdeur ou pesanteur.

La course est l'ouverture à cette polarité et dessine deux options métaphysiques incontrôlables, rapportées en tout état de cause à un pari qui vaut largement celui de Pascal : le coureur présume qu'il va continuer à courir, mais il n'en sait rien. C'est seulement à la fin qu'il pourra dire, *j'ai couru*, quand sous la douche il se sentira léger, d'une légèreté qui est celle du travail accompli. Cependant, cette fin n'est pas donnée à l'avance. Et c'est toute la beauté de la course : aucun savoir ne peut par avance en disposer. La course est donc l'entrée dans un événement que rien ne peut laisser advenir. Un événement signifie ceci :

nul ne peut décider à l'avance ce qu'il sera, nul ne peut dire avant qu'il en viendra à bout. On peut convoquer les circuits physiques, physiologiques, nerveux qu'implique l'état de mobilité, mais la continuité d'une enjambée et d'une autre enjambée, la venue d'une mobilité non sécable ne se décrètent pas à l'avance. Là est l'enjeu souverain de la course, l'essai métaphysique premier et ultime en même temps, avant même tout rapport au temps ou à l'espace, avant même la question de savoir si l'on expérimente la dualité de l'âme et du corps, etc. : *vais-je aller au bout ?* « Au bout » ne signifie pas « au bout de soi ». Pas tout de suite. « Au bout » signifie « mettre bout à bout » des enjambées d'un point de départ hypothétique vers un point d'arrivée fixé par soi-même. Le bout n'est donc rien d'autre que la possibilité de lier le corps en durée et en mobilité, de lui conférer la possibilité d'une poursuite. Reprendre la première foulée dans une seconde foulée et ainsi de suite, plutôt que tout arrêter et abolir alors l'état de la course, c'est cela courir.

C'est pourquoi la course affirme une métaphysique de la liberté. Aucune vie n'est programmée pour courir : aussi la décision de changer d'allure et de devenir plus mobile, moins immobile, implique-t-elle déjà un saut dans la liberté, une manière de consentir à ce qui n'est pas encore. Mais cette décision ne serait d'aucune valeur si elle n'était précisément testée par le *jogger* à chaque foulée. Chaque pas entraîne la possibilité de suspendre le pas suivant et d'annuler ainsi les pas antérieurs. Rien n'est programmé. Cette absence de programmation est le site initial de la course à pied. Au commencement de la course, il y a la décision de courir, mais dans la course, il y va de la possibilité constamment présente à l'esprit de ne plus courir. Cette possibilité a beau être barrée par l'esprit, elle demeure un thème du coureur, colonise l'esprit comme un nénuphar se dilate dans l'eau. « Une vie est pleine de possibilités qui ne se réalisent pas », écrivait le psychologue russe Lev Vygotski. Dans les marathons plus encore que dans les autres épreuves de fond, c'est cette possibilité interdite qui est la vraie limite et qui dessine comme une petite mort dans la vie. De cette petite mort, le fait de se mettre à marcher, quand on est trop épuisé pour continuer à courir, est le signe avant-coureur. Mieux vaut courir lentement que marcher très vite. Car le marcheur a alors abdiqué plus que son corps : son état psychique. Le coureur est un testeur de métaphysiques et il teste d'abord la liberté sous la forme d'un choix sans cesse répété : continuer à courir ou s'arrêter. La continuation est la possibilité même du transport dans tous les sens du terme. Elle implique l'individuation dans la durée, l'intensification d'une expérience, mais plus encore l'incertitude des registres de la reprise.

Addict

Il pourrait sembler à première vue que le coureur glorifie la force corporelle, comme tout sportif, et soit à ce point dans son schéma d'amplitude physique qu'il s'y entende pour affirmer son être et célébrer ses performances. Ne sont-ils pas nombreux ceux qui courent avec le chronomètre au poignet, qui auscultent leur rythme cardiaque, leur temps de récupération ? Toute une médecine de soi est à l'œuvre dans la course à pied, en rapport avec un discours de l'hygiène, un régime alimentaire imperturbable, tout un gouvernement de soi par l'affirmation de la santé. Si le sport évoque implicitement le « souci de soi » sécularisé dans la culture du corps, la pratique d'un sport solitaire y invite encore plus, qui fixe le corps à l'intérieur d'un cycle d'obsession narcissique particulièrement fort, donnant prise à des recyclages néolibéraux impérieux. À l'intersection des rêveries capitalistes actuelles, célébrant les flux des marchandises et la disponibilité des femmes et des hommes d'affaires acquis à la mobilité, et des trajectoires nomades des coureurs de bitume, l'on ne trouve pas cependant qu'un hymne à l'affirmation de l'autonomie par la répétition d'exercices visant à se maintenir en bonne santé, mais aussi un envers parfois auto-affirmé, rarement énoncé comme tel, une frénésie d'addiction.

La course n'est pas seulement un fragment d'espace-temps ; elle vampirise l'esprit en lui conférant une nouvelle légèreté et surtout elle engendre un état de dépendance active. À force de courir s'élabore dans l'usine organique du coureur, dans sa chimie intérieure, un manque de course, un besoin de combler ce manque. Le coureur finit par être un drogué du bitume, mais cette drogue est recyclée dans le circuit du capitalisme, car, loin d'être une menace, elle semble promettre beaucoup à qui s'y adonne, et d'abord la certitude de se sentir concerné et habité par les flux, d'être une vie mobile, branchée, en mouvement. La course est alors à la fois poison et remède, maladie et médecine. Il s'agit là plus que d'un consentement à la dépendance, d'une recherche de la dépendance comme preuve d'indépendance. Ce paradoxe est bien celui de notre condition moderne : la recherche de notre autonomie est hautement conditionnée par des registres d'activité qui ne dépendent pas de nous. Cela signifie que nous sommes vulnérables dans notre autonomie même. Et ces boucles de « vulnérautonomie » sont intensifiées par les politiques de la performance auxquelles nous sommes requis de participer, comme sujets intégrés du capital, du national et du social.

C'est pourquoi l'addiction est le site de notre présent. En elle s'abolissent les contradictions et se résolvent les clivages de la psyché et du capitalisme. Aussi sommes-nous de plus en plus assignés au site du sport comme emblème de la performance. Le sport est plus qu'un miroir : un intensificateur des pratiques du soi à l'âge de la cité économique. Mais celui-ci n'est pas primitivement donné dans une représentation de l'homme triomphant, une fois son corps revêtu de la panoplie musculaire. Il s'incruste dans la figure de l'*addict*, de l'« accro ». Le coureur qui peut se trouver en manque quand il ne court pas recherche une dépendance qui lui donne la possibilité d'une plus grande sérénité. Là est sa croix, son talon d'Achille : la sérénité comme au-delà de l'effort ne peut s'éprouver que par l'inquiétante étrangeté des formes du soi que la dépendance induit. Il existe alors un véritable besoin d'y retourner, une compulsion de l'épreuve qu'est la course comme preuve ontologique d'existence. *J'existe, parce que je remets ça*. Là se trouve le second test métaphysique de la course : le coureur n'est pas seulement celui qui décide de ne pas s'arrêter pendant sa course, il est aussi celui qui décide de ne pas s'arrêter après sa course, de reprendre un second entraînement sitôt le premier terminé.

La course est alors un événement mental et non plus seulement physique, elle se court en permanence dans la tête de celui qui a pris la décision d'une nouvelle sortie, d'un nouvel entraînement. La vie psychique du coureur est alors une vie psychique de la dépendance, elle se développe par une accoutumance à la mobilité toujours possible. Celle-ci est plus qu'un thème, une coloration de la vie psychique, une passion au sens de Bergson. C'est qu'un rythme se fraie son chemin dans cette dépendance, une manière d'habiter le temps par la propagation de soi dans l'espace, ce que Bergson explique très bien quand il évoque l'attrait du sentiment de grâce. « Ce n'est d'abord que la perception d'une certaine aisance, d'une certaine facilité dans les mouvements extérieurs. Et comme des mouvements faciles sont ceux qui se préparent les uns les autres, nous finissons par trouver une aisance supérieure aux mouvements qui se faisaient prévoir, aux attitudes présentes où sont indiquées et comme préformées les attitudes à venir. Si les mouvements saccadés manquent de grâce, c'est parce que chacun d'eux se suffit à lui-même et n'annonce pas ceux qui vont le suivre. Si la grâce préfère les lignes courbes aux lignes brisées, c'est que la ligne courbe change de direction à tout moment, mais que chaque direction nouvelle était indiquée dans celle qui la précédait[1]. »

Bergson était-il *jogger* ? On le dirait bien et nous aurons l'occasion de le redire. Sans doute fut-il bien le premier *jogger* philosophe, tant il sut courir dans les différents stades de la mobilité et gagner ses galons de philosophe marathonien. Ce texte semble en effet

1. Henri Bergson, *Essai sur les données immédiates de la conscience* [1889], éd. Arnaud Bouaniche, PUF, « Quadrige », 2007, p. 9.

tout désigné pour parler de la grâce qu'il y a à courir. Grâce qui tient d'abord au sentiment d'aisance qui résulte de la fluidité des mouvements qui s'enchaînent les uns à la suite des autres, lesquels peu à peu, à force de se répéter dans l'extériorité, finissent par devenir des mouvements intérieurs, des mouvements qui abolissent tout sentiment de la distance qui en fait les sépare, d'un intervalle définitif et victorieux. Grâce, ensuite, dans la possibilité de produire une qualité de courbe en lieu et place de lignes droites. L'expérience métaphysique est ici à son comble : elle tient d'une alchimie, d'une métamorphose des domaines d'extension du soi, de la possibilité de substituer les lignes courbes aux lignes brisées en réorientant toute direction nouvelle dans le pressentiment de l'ancienne. Le coureur en répétant ses pas, comme d'autres répètent leurs gammes, en envisageant une suite à ses exercices sur bitume, change de dimension, il introduit un rythme dans sa vie, une manière de plier l'espace et le temps à des exigences profondes d'organisation d'un monde. Il vit ainsi sa vie dans le monde et il y parvient par cette façon de sortir de soi pour mieux se lier à soi, créant une ligne serpentine intérieure grâce à une préméditation généralisée des courbes.

Car le coureur n'est définitivement pas dans l'espace tranché des angles droits et des avenues sans fin, il les parcourt dans son rythme d'individuation propre, c'est-à-dire à l'intérieur des lignes courbes qu'il compose sur la froideur du bitume hivernal, sous la chaleur estivale, en parvenant à ne plus se sentir à distance de son rythme, en liant les mouvements dans une eurythmie généralisée par laquelle sa vie devient plus intensive. Bergson-le-coureur l'avait bien compris. La grâce dont il parle est définitivement celle de la course : « On ne comprendrait pas le plaisir que la grâce nous cause si elle se réduisait à une économie d'effort [...]. Mais la vérité est que nous croyons démêler dans tout ce qui est très gracieux, en outre de la légèreté qui est signe de mobilité, l'indication d'un mouvement possible vers nous, d'une sympathie virtuelle ou même naissante [1]. » La course devient grâce quand la recherche de la vie intense s'accomplit en légèreté, en mobilité, en suggestion d'un mouvement vers soi. Elle est en revanche seulement effort quand la loi de l'étendue a repris le dessus sur le sentiment d'intensité, quand la lourdeur des pas congèle le rapport à soi. Alors, c'est la victoire de l'espace sur le temps, de la distance sur la durée et c'en est fait de l'expérience de l'intensité.

Personne ne peut s'installer durablement dans une telle expérience. Celle-ci ne vient que par surcroît quand soudain l'espace s'annule au profit de la pure durée et que tous les rythmes du monde et de soi sont à l'unisson. Que le prix de cette eurythmie soit l'addiction pourrait nous éloigner de Bergson, tant on lit sous sa plume cette référence à la vie naturelle non mutilée, si nous versions trop rapidement l'addiction du côté des psychotropes artificieux, à la faveur d'une

1. *Ibid.*, p. 10.

mutation technologique induisant la promesse d'un homme-cyborg. Mais avant le cyborg, il y a la sueur d'un corps en organes avec ses maux d'estomac, ses crampes, ses maux de pied, toute une traumatologie de la corporéité. De telle sorte que l'addiction devient addiction à cette corporéité, à ce site d'ouverture au monde qu'est notre corps. Par conséquent, être addict, c'est se découvrir en vie, irréductiblement en vie.

Traité de nomadologie

Le coureur ne s'appartient pas. Il glisse en permanence hors de lui-même, même les paysages ne parviennent pas à l'attraper. Ce que nous aimons dans la course, c'est la possibilité de ne plus être d'ici. La vie semble hors territoire. Ce que nous aimons dans la course, c'est la possibilité de contester les prérogatives d'un espace. Pour autant, ce n'est pas d'exotisme qu'il est question, mais d'une expérience ordinaire, donc ultime : l'accès au domaine particulier du « nulle-part ». À force de nous croire d'ici, nous ne percevons plus les possibilités de la vie lointaine. Nous accrochant à d'improbables racines, la valeur de la proximité finit par l'emporter sur toutes les autres valeurs et cette proximité est sans cesse raffinée, purifiée, le « toujours-plus-proche » prévaut. Le chez-soi finit par être un monde sans portes ni fenêtres. Toutefois, se retrouver au milieu de nulle part est une expérience inédite, l'une des plus fortes qui soient. La course est une préparation méthodique à ce nulle-part. Les quelques pas qui brisent la continuité du chez-soi et précipitent sur une route, au hasard, sont des pas d'incertitude sous lesquels se niche cette fragile expérience : se sentir chez soi au milieu de nulle part. Cette expérience ne se décrète pas. Il est improbable d'en appeler à une intention pour sonder l'absence.

Mais la course peut être une occasion, elle est une préparation au voyage, l'apprentissage de quelques pas au-dehors qui peuvent devenir des pas d'à côté, des pas hors lieu. Il est faux de croire que l'on court pour s'inscrire dans un paysage, dans un lieu. C'est l'inverse qui vaut. Courir, c'est se sentir hors sol, dans un *no man's land* bienveillant. Les pas d'un coureur ne sont suspendus à aucune vocation de domestiquer les espaces parcourus. Si peu de philosophes ont entretenu des rapports avec la course, nous pouvons en désigner quelques-uns comme amis de la course, ils ne seront pas nombreux, mais leur philosophie pourrait valoir comme une sorte de propédeutique à la course. Gilles Deleuze et Félix Guattari, ces autres coureurs qui n'ont sans doute jamais couru mais dont la philosophie est une sorte de course, une épreuve de mobilité, écrivait ces mots qui ne peuvent venir que de quelque confession d'un arpenteur de fond des bitumes urbains : « Habiter la ville en nomade ou en troglodyte. Il suffit parfois de mouvements, de vitesse ou de lenteur, pour refaire un espace lisse. Et certes, les espaces lisses ne sont pas par eux-mêmes libératoires. Mais c'est en eux que la lutte change, se déplace et que la vie reconstitue ses enjeux, affronte de nouveaux obstacles, invente de nouvelles allures [1]. » Deleuze et Guattari le disent sans détour : ce qui les intéresse, ce sont les passages, les inventions de relations nées des passages eux-mêmes. Là où tout semble plein, où les immeubles s'ajoutent aux immeubles et où l'espace se rétrécit, la possibilité de vider les lieux, de proposer des combinaisons fuyantes de lignes qui s'inscrivent dans l'espace mais ne sont pas forcément prévues par lui, devient un art de vivre.

Passer est un art de non-propriétaire. Le contraire de la clôture. La possibilité d'un espace lisse. Dès qu'il y a loisir de s'échapper impromptu à la campagne, à dix lieues des villes, la joie augmente de sentier en sentier, elle s'intensifie quand brusquement, à la fin de tout chemin, commence une prairie sans limites qui longe un cours d'eau, un pont de temps à autre, et une partie de ping-pong qui commence entre les deux rives. C'est comme une glisse de surfeur sur une vague dilatée. Mais la fin de la glisse peut surgir au détour d'une clôture en barbelés ou d'une barrière. Un monde se divise à nouveau en parcelles, en lot de propriétaires et c'en est fini de l'expérience de la glisse, il faut faire marche arrière, apprendre à courir sur ses pas. On voit par là que le coureur est le non-propriétaire par excellence qui a choisi la mobilité plutôt que la solidité, le nomadisme plutôt que les sédentarités arrogantes. Dans la course, c'est d'un seul

1. Gilles Deleuze, Félix Guattari, *Capitalisme et schizophrénie 2 : Mille plateaux*, Minuit, « Critique », 1980, p. 625.

coup, de façon non préméditée, que la familiarité qui nous encercle et nous fait adhérer à ce qui est d'ici s'estompe, se dissout, par franges. « Les imbéciles heureux qui sont nés quelque part », chantait Brassens. S'affirmer d'un endroit, c'est sentir qu'on a d'emblée sa part. Certes, la part d'une vie est scellée dans le quelque-part et il n'y a là rien d'imbécile ou de scandaleux. À force de vivre, des sillons sont creusés, des plis sont pris, autant de compositions entre soi et les choses, entre soi et les autres, des formes intermédiaires poursuivies en habitudes, tourner à gauche quand on sort de chez soi, être renvoyé au même arrêt de bus, à des immeubles dont les façades n'ont pas bougé ; nous entrons ainsi dans les noces d'un endroit et cette connivence crée des raccourcis, mais elle engendre aussi une souffrance, la souffrance du déjà-connu, du déjà-là.

Aussi, quand, au détour de quelques pas hors de chez soi, l'on finit, de rue en rue, par ne plus savoir où l'on est vraiment, on peut, au hasard d'un sentiment de non-connivence avec le monde, se découvrir de nulle part. Il se passe alors quelque chose de curieux, et cela peut advenir n'importe où, à l'occasion d'un voyage ou près de chez soi : c'est comme si toute une carapace de familiarité, longuement contractée, finissait par se craqueler ; c'est comme si l'espace était à nouveau devant soi, vaste, immense. Alors seulement nous sentons qu'aucune part de soi ne loge quelque part. Nous nous sentons en même temps ailleurs et en nous-mêmes. Comme l'écrit

Montaigne, « nos désirs et nos sentiments s'étendent au-delà de nous ». Une solitude nouvelle est conquise dans l'expérience du dépaysement vers laquelle tend le corps en mouvement. Cette solitude n'est pas une noirceur, c'est une mélancolie joyeuse, un déplacement dans les frontières du soi. Il faut imaginer la possibilité du nulle-part comme une possibilité heureuse, le contraire d'une tristesse d'abattement : une mélancolie d'allégresse, port improbable d'où partent et arrivent les navires du monde, bruits, clameurs, chants, paroles.

Courir est une façon de voyager. D'abord on peut voyager et courir là où on se trouve. Des paysages sont gravés à jamais dans les esprits et forment, de voyage en voyage, une sorte de carte du monde mobile avec ses pics et ses bords de mer, ses villes et ses campagnes, ses hivers et ses étés. Quand on court, on peut aussi s'imaginer dans un lieu autre, où l'on a couru. On peut même songer aux paysages que l'on a préférés, telle vue de la baie de San-Francisco saisie sur les hauteurs de Berkeley quand, au détour d'un crochet dans le parc forestier surplombant l'université, l'on surprend l'étincelante couleur bleue de la mer et que l'on est seul au milieu de nulle part, ou bien ces chemins boueux des canaux d'Oxford, voisinant avec des péniches dépareillées, ou bien encore l'entrelacs des ruelles de Lisbonne, montant, descendant. On peut même, plus radicalement encore, voyager par le seul fait de courir. Ces voyages-là ne durent pas longtemps, une demi-heure, une heure, deux parfois, mais ils sont des apprentissages raisonnés de l'extériorité, des manières de se sentir au milieu de nulle part, sans attaches. Il est rare que l'on parvienne totalement à cette expérience. Il faut être seul pour l'atteindre. À deux ou à plus, la sociabilité fait son travail et restaure la quotidienneté, lui rend ses lettres de noblesse. Mais même seul, on se crée un petit théâtre portatif que l'on prend avec soi et qui est une parodie de son monde ordinaire, où tous les problèmes trouvent une solution. Une fois épuisée la ressource de l'agent comédien, peut venir la possibilité de la vie impersonnelle, vie traversée de sensations qui attestent moins d'un sujet en chair et en os identifié à une histoire personnelle que d'une expérience du monde hors de tout cadrage.

Certes, il faudra bien que sa propre part revienne quelque part, il faudra bien que les attachements reprennent leur caractère d'évidence, que les revendications liées au fait d'être ici se fassent jour à nouveau. Il n'empêche : se sentir brusquement détaché, comme un arbre hors sol, c'est être avide de toutes les rumeurs et nuances du ciel, de tous les dégradés des arbres, de tous les gris des immeubles ; c'est une expérience irréductible qui nous fait éprouver combien les liens aux autres, à ses proches, mais aussi aux vies lointaines, sont fragiles. La course est une quête de cet aveu de fragilité : être au milieu de nulle part, juste à l'intérieur de son rythme cardiaque, c'est se sentir vulnérable et invulnérable à la fois, touché et amplifié par les possibilités de rencontrer des couleurs, des voix, des paysages, des gens. Le nulle-part n'est pas l'errance, pas davantage il ne se confond avec le dépaysement. Il se creuse dans l'absence des contours. Peter Handke, dans son roman, *Mon année dans la baie de Personne*, a pu s'en approcher lorsqu'il fait dire à son narrateur, l'écrivain autrichien Georg Keuschnig, habitant pendant une année dans une banlieue de Paris, arpentant le territoire parisien comme s'il s'agissait d'un immense espace, pendant que ses amis découvreurs voyagent dans d'autres parties du monde : « Il y a longtemps que la Terre est découverte. Mais je continue de percevoir ce que j'appelle à part moi *le nouveau monde* [...]. C'est le quotidien que je vois comme nouveau monde[1]. » Que le quotidien puisse être ce nouveau monde suppose que toute familiarité ne l'ait pas totalement englouti. La course, comme la marche, permet de se penser de nulle part, de ne pas trop vite refermer son quotidien sur une propriété stabilisatrice, de lui laisser une deuxième chance.

1. Peter Handke, *Mon année dans la baie de Personne : un Conte des temps nouveaux*, trad. Claude-Eusèbe Porcell, Gallimard, « Du monde entier », 1997, p. 26. Souligné dans le texte.

Run little rabbit run

Dans l'album *Money* des Pink Floyd, on trouve ce drôle de conseil donné à un lapin : « Cours petit lapin cours. » Il semble qu'on ait là une contrefaçon de la fable de La Fontaine « Le Lièvre et la Tortue » et de la célèbre ligne de départ : « Rien ne sert de courir ; il faut partir à point. » La Fontaine discrédite le coureur au profit du marcheur. Le lièvre rapide est pris dans les paradoxes de Zénon et doit finalement consentir à sa défaite face à la tortue, marcheuse opiniâtre. Il est aisé de reconnaître là une défense et illustration du travail besogneux opposé à la désinvolture du talent. Il y a un paradoxe du lièvre : il est tellement assuré de gagner qu'il n'éprouve plus le besoin de partir. Bien plus, il veut atteindre la gloire en prouvant sa vitesse d'exécution par la possibilité indéfiniment réitérée de retarder son départ. Certes, « il partit comme un trait », mais « la Tortue arriva la première », car tout au long du parcours elle a su « se hâter avec lenteur ». *Exit* la gloire du lièvre. Le travail roturier l'emportera sur l'aristocratie inconstante.

Ainsi se construit une partie haute en couleur entre les deux animaux : côté tortue, toute une vie est suspendue à l'effort d'y parvenir, tandis que, côté lièvre, ce sont des tours et détours, des errances dans les prés, des attardements coupables ici ou là qui finissent par dissoudre la possibilité même de la course.

La noblesse de la course est vouée à mordre la poussière face à la populaire ferveur de la lenteur. Toute une leçon de tiers état est déjà ici à l'œuvre. Mais là n'est peut-être pas l'essentiel. Bien sûr, il viendra un temps où les rôles seront renversés et où le noble, coureur altier, à la recherche de gloire et d'honneur, deviendra un fuyard honteux au corps sale, un fugitif au statut incertain, s'efforçant seulement de s'en sortir. Ils seront là les fugitifs anonymes, à la dérive, les gangsters cherchant refuge dans des motels aux portes des villes, les va-nu-pieds courant jusqu'à épuisement. Et dans cette métamorphose du corps du coureur, par une permutation des formes et des modèles, le noble sera métamorphosé en sujet de lenteur. Il en ira alors de la gloire éthique du coureur : tenir dans son amplitude mobile les deux corps du coureur, la noblesse de la course d'autrefois alliée à ses allures contemporaines populeuses.

Mais avant que le coureur ne rassemble en son corps les deux traits distinctifs du haut et du bas, de la noblesse et du tiers état et qu'il ne soit élevé au rang de personnage total du monde contemporain, glorieux dans sa sueur même, il fut un temps où il n'était qu'un noble paresseux faisant trimer le pauvre laboureur dont tout le trésor se résumait à un mot : tenir, tenir le coup, endurer et transmettre cet art de l'effort sans renoncement. Le laboureur ne dit-il pas à ses enfants de travailler, de prendre de la peine, car c'est le « fonds qui manque le moins ». Le trésor du travail se prend en marche, tandis que la paresse sied au coureur zélé. Il semble bien que l'on retrouve là l'antique dépréciation de toute accélération et le souhait inverse de ralentir le monde, de lui redonner l'éclat de perfection immobile que l'état de marche permet d'approcher. Nous voilà revenus en Grèce. Et de fait, la fable de La Fontaine renchérit sur le paradoxe de Zénon. Un philosophe de l'Antiquité, particulièrement habile, imagina une course prototype appelée à un grand avenir, entre Achille et la tortue. Cette course mêle l'espace et le temps et envisage les frictions de l'un et de l'autre. Achille est l'ami du temps, il en célèbre la vitesse, tandis que la tortue est l'amie de l'espace et se plaît à le diviser à l'envi. De ce combat, c'est l'espace qui sortira victorieux. Car Achille a beau aller vite, il ne peut vaincre la division à l'infini du lieu qu'il parcourt et se retrouve prisonnier, otage des divisions alors que la tortue, en son temps de lenteur, a cet immense privilège de commencer son épreuve avant Achille. Et cette antériorité de la tortue ne pourra jamais être spatialement abolie par Achille. C'est que la divisibilité de l'espace est tout et conduit l'indivisibilité du mouvement à l'échec. Il faut s'imaginer Achille ruiné, sans recours aucun, pris dans les déboires de la fragmentation vertigineuse et envoyé au tapis. Le paradoxe de Zénon est à son sommet : le retard d'Achille ne peut être comblé, car, quoi qu'il fasse, la distance qui le sépare de la tortue est divisible à l'infini, en autant d'intervalles qu'il faudra à son tour combler, et ainsi de suite. De telle sorte qu'Achille, emporté par sa vigueur vers la tortue, ne peut se transporter jusqu'à elle et est en permanence déporté vers un intervalle toujours plus infime qui le sépare encore d'elle, au point qu'il ne pourra ainsi jamais l'atteindre, même s'il en approche continuellement. La leçon de Zénon se veut une leçon de mathématiques appliquée à la course. Bergson le rappelle : « L'intervalle qui sépare deux points est divisible infiniment, et si le mouvement était composé de parties comme celles de l'intervalle lui-même, jamais l'intervalle ne serait franchi[1]. »

Justement, Bergson est un coureur impeccable qui déjoue l'illusion. Achille n'a pas à tenir compte de l'objection de Zénon, il lui suffit de courir : « *Run little rabbit run*. » Ce fait-là est un indivisible qui passe toutes les digues de l'espace. Une nouvelle dimension est à l'œuvre : le coureur s'installe dans le mouvement, il en est pour ainsi dire l'otage joyeux. Mais qu'est-ce que le mouvement ? Non pas tant un espace parcouru se confondant avec le temps mesuré que le temps en sa consistance propre, une « durée » pour Bergson. Le temps mord sur l'espace en tant qu'il ne

1. Henri Bergson, *Essai sur les données immédiates de la conscience*, *op. cit.*, p. 84.

se laisse pas décomposer. Aussi est-il d'une autre trempe que l'espace. C'est une coulée dans l'espace et cette coulée est liquide plutôt que solide, indivisible, une leçon d'originalité placée dans le cœur du monde. Alors, tout compte fait, viendra bien un moment où Achille dépassera la tortue, car les pas indivisibles d'Achille forment une durée vécue unique, rythme indivisible dont seule la transposition en ligne implique une retombée du temps dans l'espace, d'où procède la possibilité d'user du paradoxe de Zénon. Car l'essentiel est le temps. Le coureur désolidarise le temps de l'espace, il est un intercesseur de durée que s'efforce en vain de capturer l'espace. Son règne n'est pas d'ici, mais tient plutôt de l'accroissement d'une métaphysique du temps. Et cette métaphysique est somptueuse : aucune route n'abolira le temps, aucun trajet n'aura raison d'une trajectoire. C'est cela la victoire du lapin des Pink Floyd sur le lièvre de La Fontaine.

À la fin des fins, quand tous les paradoxes ont été épuisés, seule reste la possibilité de la course sans frein : « *Run little rabbit run.* » Ce peut être un mot d'ordre pour un hors-la-loi recherché ; ce peut être un appel à l'insurrection des mobilités ; l'essentiel est l'accession à une vie de temps plutôt que d'espace, la possibilité de la non-capture, dont il faut bien admettre qu'elle présuppose une sorte d'« athlétisme généralisé » par lequel on passe dans les espaces sans être espacé à l'intérieur de ses propres passages. Ces passages ont des rythmes différents, aucun coureur ne court de la même manière. Chacun de ces rythmes admet des variations de pouls, d'énergie, de coordination, mais le rythme de chacun reste un indivisible vécu comme pure durée. Ainsi l'écrit Deleuze, commentant Bergson : « Sans doute Bergson parle-t-il d'une pluralité de rythmes de durée ; mais dans le contexte il précise, à propos des durées plus ou moins lentes ou rapides, que chaque durée est un absolu, et que chaque rythme est lui-même une durée [1]. » Nous voilà au plus près de l'énigme. Chaque coureur est à la recherche d'un rythme-durée qui soit vécu comme un absolu. Ce n'est donc pas l'espace que parcourt le coureur, mais le temps. Là sont l'erreur de La Fontaine et la revanche des Pink Floyd : « Cours petit lapin cours. » Les questions commencent alors : les durées des coureurs peuvent-elles communiquer entre elles ? Le temps qui mord sur l'espace peut-il être à son tour mordu par l'espace ?

1. Gilles Deleuze, *Le Bergsonisme*, PUF, 1966, p. 75.

Emil Zátopek

Sur une image en noir et blanc, un homme court autour d'une piste. La nuit est presque tombée et les tours s'enchaînent. C'est une silhouette déplumée avec une calvitie en haut du crâne qui fait ressembler le bonhomme à un fonctionnaire d'autrefois. Les bras sont collés au corps et avancent plus que les jambes. Des spectateurs applaudissent à tout rompre. L'homme qui court en levant la main pour saluer le stade n'est plus vraiment quelqu'un, c'est une fantaisie mobile que d'aucuns chercheront à transformer en intensificateur national. Les mots d'ordre se multiplient. On entend un speaker : « Le rapprochement économique, politique et culturel de l'URSS et de la Tchécoslovaquie consolidera toujours le puissant camp du socialisme démocratique. Il sert la lutte commune de toute l'humanité progressiste pour la paix et la démocratie contre les Anglo-Américains responsables de cette nouvelle guerre mondiale. » Mais Emil Zátopek court et personne ne sait pour qui ni pourquoi. Il est en deuxième position, dossard 43.

Il fait l'extérieur, se laisse doubler sur sa droite, mais prend la roue et produit son effort. Une nouvelle fois ce sont les bras qui ont l'air de faire le travail. Emil Z. court avec les bras plutôt qu'avec les jambes. Son corps commence par le haut. C'est une anomalie. Il devient quelqu'un par qui le style vient, courir par en haut plutôt que par en bas : personne avant lui n'y avait pensé, il fallait que cela devienne un état du corps. Le style est une sorte de déséquilibre qui engendre une intensité inédite, une allure de vie somptueuse.

Dans le corps blanc et maigrelet d'Emil s'écrit un style qui défie les grammaires. C'est comme s'il allait tomber et qu'il se reprenait avec les bras. La cloche sonne pour indiquer le dernier tour. C'est alors qu'il porte son effort et accélère d'une manière simple et sans concession par l'art de devenir une toupie et de dégager une énergie cinétique hors norme. La tête est prise dans le mouvement des bras, elle se retourne pour constater l'écart, mais elle est surtout emportée par l'énergie du haut du corps. Les jambes s'accélèrent. Il est repris par trois coureurs qui le doublent, mais il tient, s'accroche au rien qui passe entre lui et eux. Alors les bras deviennent gigantesques, ils sont désormais seuls au monde et les corps des trois athlètes ne semblent plus en mesure de les contenir tant ils règlent la cadence de toute la course. Les bras s'en vont, irrésistibles, dans le dernier virage. Ce sont eux qui tirent tout le corps de Zátopek ; les autres coureurs semblent totalement impuissants. La victoire est au bout. Dans les tribunes, il embrasse sa femme et redevient un enfant au sourire sans avenir. Plus tard, il est acclamé comme un héros dans les rues de Prague. On le voit porter un aliment à sa bouche. L'image d'après, il reçoit une décoration militaire. Il est un héros national, un sujet de la nation, dans la nation, pour la nation. Il sert la main d'un dignitaire ; il ne s'appartient plus.

Au fil des courses, il court de plus en plus avec le haut de son corps. Il semble à un moment que les bras ne suffisent plus et que c'est désormais la tête qui sera le levier ultime, la frénésie pendulaire. Il est au plus beau de son art, dans un cross britannique où il semble seul, infiniment seul. On le revoit jeune et chevelu courir comme un boxeur entre les arbres. Et la nuit. Et la journée. Une vie-course. Se peut-il qu'il marche ? Plus personne ne sait. Plus tard, il portera la flamme olympique. Plus tard encore, il y aura la disgrâce, après le Printemps de Prague, une vie d'éboueur dans les rues de Prague la nuit, mais même la nuit, il reste Emil Z. et son nom est la légende qui le précède ; on le reconnaît, on l'acclame, il faudra réduire la vie-course à une vie toujours plus noire. Transformer Emil Z. en Bartleby éboueur ne suffit toujours pas. La voix d'Emil Z : « Je n'ai pas le droit de parler aux gens. C'est très difficile pour moi. Je n'ai pas le droit de visiter les écoles, d'exercer mes fonctions dans les organisations sportives. Ils me disent toujours : "Vous ne devez rien dire." Je réponds : "Je n'ai même pas besoin de parler." Ce matin, vous me démettez de mes fonctions, et ce soir ce sera annoncé à la radio, à la BBC, sur Free Europe et sur La Voix de l'Amérique. Mais dans cette situation, ce n'est pas moi qui suis en cause, mais notre avenir, notre pays, son développement démocratique et cet humanisme que nous voulions développer. » Même derrière un camion d'éboueur, Emil Z. reste la « locomotive tchèque ». Aussi faudra-t-il définitivement la faire dérailler ; d'éboueur dans les rues de Prague, il devient mineur dans les mines d'uranium de Jáchymov.

Il se souvient qu'il a grandi dans une famille modeste et qu'il a dû travailler dans les usines de chaussures Bata dès l'âge de seize ans, mais il se souvient aussi qu'il profite d'une course organisée par son usine pour se placer deuxième. Une vie, c'est une suite de points : il les relie tous les 10 000 mètres, remportant sur cette distance trente-huit épreuves entre 1948 et 1954 sans être battu une seule fois. Il fait corps toujours plus profondément avec la vitesse et devient le premier homme à courir plus de 20 kilomètres en 1 heure. Ce temps, il ne l'oubliera jamais, ni quand il s'entraînera de plus en plus longtemps, la nuit, dans la neige, malmenant son corps, ni quand il slalomera entre les poubelles dans les rues de Prague, ni quand s'annoncera la destruction méthodique et raisonnée de ses poumons au fond de la mine d'uranium de Silésie. Une vie, c'est une tentative de pont pour relier les points.

Ce pont se nomme l'olympiade d'Helsinki, 1952. Se montrant solidaire d'un autre coureur dont le père est accusé de sympathies anticommunistes, il menace de ne pas disputer les Jeux olympiques et lui obtient finalement un *satisfecit* afin qu'il participe à Helsinki. Helsinki est le toit du monde avec trois courses : le 5 000, le 10 000 et le marathon. Il remporte le 5 000, tandis que, la même journée, sa femme, Dana Zátopková, lance le javelot plus loin que toutes les autres et obtient la médaille d'or ; et aussi le 10 000 avec 100 mètres d'avance sur Mimoun qui, à force de se caler dans la roue de Zátopek, tel Poulidor, parvient lui aussi à entrer dans la légende ; deuxième sur le 10 000 alors qu'il est le seul à suivre Z. jusqu'au huitième kilomètre ; deuxième sur le 5 000, attendant 1956 pour quitter ses habits de deuxième et gagner le marathon de Melbourne, tandis qu'Emil franchira la ligne sixième, six semaines après avoir été opéré d'une hernie. Mais avant 1956, il y a 1952 et l'épreuve du marathon le dernier jour des olympiades, comme il se doit, et Z. ne s'est jamais aligné sur une telle épreuve. Passer du 10 000, voire du 20 000 au marathon, c'est franchir le mur du son, entrer dans une nouvelle galaxie solaire, se trouver démuni, sans repère. Mais il possède une aura, il le sait, il croit en lui. Une déclaration d'Emil perfore le ciel finlandais. Il déclare vouloir courir le marathon en 2 heures 15 minutes. Son principal adversaire, le Britannique Jim Peter, goûte très modérément le propos. C'est lui qui détient la meilleure performance en 2 heures 20 minutes et

42 secondes. Annoncer 2 heures 15 minutes, c'est se précipiter dans la guerre psychologique. Le Britannique, offensé, démarre trop vite et ne peut rien lorsque Z. fait retour sur lui, le talonne et le sème dès le dix-neuvième kilomètre. Jamais dans l'histoire des jeux un athlète n'a remporté ces trois épreuves : ce n'est plus un pont, mais une sorte de plateau en altitude sur lequel personne d'autre ne peut et ne pourra se rendre.

Dans les mines, il réapprend le noir de son enfance. Depuis 1968, c'est une longue chute dans le noir. Il se souvient d'un rêve de socialisme à visage humain balayé par les chars russes, il se souvient d'une trêve olympique demandée à l'armée d'occupation balayée par les chars russes, il se souvient de sa radiation du corps de l'armée et de son autocritique extorquée, il se souvient de l'obligation qui lui est faite de n'exercer que des métiers manuels, de sa longue descente dans les rues de Prague. Le noir des rues obscures de Prague n'est rien, pourtant, et il est toujours acclamé, on ouvre les fenêtres pour le voir passer, on dessine au fusain la silhouette d'un soldat sorti de sa tombe, héros intemporel, apatride ; il entre enfin dans la grande épreuve du noir et s'enfonce dans les mines jusqu'en 1974. C'est une plongée dans l'oubli, dans la maladie des poumons. Il repense à son enfance, aux chaussures Bata. Une vie, c'est un pas devant un autre et de longues lignes courbes qui strient le paysage comme des herbes folles. En 1989, une autre vie s'extirpe du noir et le ramène à la lumière. Václav

Havel le sort des enfers en lui décernant la distinction nationale du « Lion blanc ». Plus que le lion, il retient la couleur : il est devenu d'une blancheur immaculée. Il peut mourir. Peu importe.

Philosophie en course

Une chose semble certaine : il nous faut nous éloigner du « mécanisme cinématographique » de l'intelligence qui projette son ombre ruineuse sur l'expérience de la durée et la morcelle en plans-séquences, la peuplant d'images, mais l'annulant de manière dérisoire. On peut évidemment filmer la course, il existe de grandes fictions qui nous mettent dans la peau d'un coureur : de *Marathon Man* à *Forrest Gump*, en passant par *Un enfant de Calabre*, les cinéastes ont, comme les écrivains, décrit des corps mobiles obsédés par la course et ont pu contourner l'anathème bergsonien, s'inspirant au passage, comme Deleuze le remarquera, de Bergson lui-même. Pour Bergson, le cinéma ne parvient pas à entrer dans l'intuition de la durée, il reste un instrument de l'intelligence qui travaille dans l'espace plutôt que dans le temps. Le cinéma est une tentative d'absorber la mobilité du passage dans l'immobilité des empreintes ; il est une philosophie de l'après-coup et nous avons besoin d'une philosophie en train de se faire, en cours, en course.

« Philosophie en course » devient une expression, mieux, une opération visant à nous dégager des blocs d'espace-temps dans lesquels nous sommes pris, pour saisir la variation intensive de la durée, hors intervalle. Mais cette saisie n'est pas la constance du phénomène course. La « philosophie en course » implique que l'on change de philosophie dans la course. Il y a autant de philosophies que d'états du corps. Le marcheur Nietzsche pourrait accélérer la cadence et devenir coureur quand il écrit : « Un philosophe qui a traversé plusieurs états de santé, et qui parcourt encore ce chemin, a aussi traversé tout autant de philosophies[1]. » Car il suffit de substituer « états de corps » à « états de santé » et de remplacer le verbe « parcourir » par le verbe « courir » pour que s'effectue la métamorphose. Il n'y a pas de philosophie de la course, car un coureur ne dispose pas d'une philosophie pour courir. En aucun cas, le corps ne se livre comme une force surplombante, souveraineté inaliénable qui attend que son ombre sur la route le rejoigne. Le corps s'affecte dans la course et avec lui l'esprit. Ces modifications sont elles-mêmes révisables. Loin de faire signe vers une vérité qui les hébergerait définitivement, elles activent des hypothèses philosophiques qui changent avec les états de corps du coureur. La course délivre

1. Friedrich Nietzsche, *Le Gai Savoir*, dans *Œuvres*, éd. Jean Lacoste et Jacques Le Rider, Robert Laffont, « Bouquins », 1993, t. II, « Avant-propos de la 2e édition », p. 30.

des philosophies en cours d'élaboration, des esquisses sans trait définitif.

Est-il donc impossible d'élaborer une philosophie de la course ? Prenons une question qui ne cesse de surgir quand on court : le corps et l'esprit sont-ils séparés ou bien unis ? Sommes-nous cartésiens et versons-nous du côté de la dualité de l'âme et du corps ? Ou sommes-nous spinozistes et éprouvons-nous l'union de l'âme et du corps qui veut que tout ce qui arrive au corps sous la forme d'un changement d'état arrive en même temps à l'esprit sous la forme d'un changement d'idée ? On pourrait croire que la course signe la victoire du corps sur l'esprit. *Exit* Descartes ! Mais la vérité est que l'on court avec son corps, mais dans son esprit. Et cela n'implique nul recours à une intériorité : courir dans son esprit n'a rien à voir avec l'affirmation d'un for intérieur. Courir dans son esprit signifie qu'il est le milieu géographique de la course dans lequel puise le coureur quand il est fatigué, ou quand il veut se raccrocher à un souvenir ou une impression. Affirmer que l'esprit est le milieu de vie du coureur signifie que le coureur le réalise chaque fois qu'il court. Il ne dispose pas d'un esprit, mais il le pose, comme la condition même de sa course. C'est pourquoi l'esprit se dilate au fur et à mesure de la course. Son amplitude initiale dans laquelle puise le coureur pour s'alimenter en fictions, en idées, en émotions cède vite la place à une fermeture progressive, à une raréfaction des possibles psychiques. Il est exceptionnel que les fantaisies mentales à l'œuvre au départ d'une course demeurent inchangées à l'arrivée. Le plus souvent vient le moment où l'esprit semble succomber à la loi du corps. Il vient toujours un moment où les idées grandioses qui ont germé à la faveur de la trépidation répétée du corps sur le sol s'éventent inexorablement ou deviennent des ballons d'eau, des hypothèses grandiloquentes définitivement ruinées.

Néanmoins, cela signifie-t-il que l'esprit a disparu dans l'épuisement du corps ? En réalité, ce n'est pas qu'il ait disparu. C'est que le milieu de vie qu'il forme à l'entour du corps s'est rétréci jusqu'à ne plus former, dans les cas ultimes, qu'un très mince liseré, à peine existant, que quelques kilomètres de plus pourraient finir par annuler définitivement. C'est ainsi que la grandiose dualité cartésienne de l'âme et du corps se termine en leçon de parallélisme spinoziste. Nous sommes cartésiens au début d'une course, spinozistes à l'arrivée. Au commencement, nous pensons toujours que notre âme est plus grande que notre corps et peut le contenir, et cela est vrai jusqu'à un certain point. Nous revenons à l'idée qu'il existe autant de philosophies que d'états du corps. Car finit toujours par advenir l'état redouté, quand l'expérience de la durée s'installe vraiment, au bout de 30 kilomètres par exemple, quand la volonté ne peut plus guider le corps.

Ici, il faut faire attention. Le déroulé impeccable d'un certain rythme dans les premiers kilomètres n'obéit pas à la dualité cartésienne de l'âme et du corps, mais à un libre jeu des facultés, lui-même en rapport avec le libre jeu des membres du corps. Est cartésien celui qui n'a pas couru et qui pense que le corps est un automate doté d'un mouvement qui lui est transmis par l'âme. Dès les premiers mètres, un coureur sait qu'il n'en va pas ainsi. Même dans l'hypothèse où notre corps serait une machine mise en mouvement par notre esprit, nous devrions avouer, dès que nous sommes légèrement essoufflés, qu'il est également un « tuyau percé » qui peine à garder la quantité de mouvement qui lui est nécessaire pour continuer à avancer. En réalité, courir est une expérience vitale qui nous plonge dans l'expérience d'une totalité entre le corps et l'âme, et finit presque par nous convaincre que nous n'existons plus que d'une seule manière. Cette belle totalité s'effrite quand nous cessons d'être à notre avantage. L'âme fait sécession quand le corps commence à perdre pied, elle intervient comme médecine de son corps fatigué, elle le morigène : c'est une volonté dans un gant chiffonné. Mais cela ne dure pas et les modifications que le temps inflige au coureur désagrègent progressivement, comme une vrille électrique qui s'infiltre toujours par le même point, tous les îlots impérieux de volontés, les principautés d'entendement. Il vient alors un moment, souvent vers le trente-troisième kilomètre, où le schéma cartésien est définitivement ruiné et où il n'existe plus aucune séparation du corps et de l'esprit.

Les marathoniens connaissent ce moment-là, le recherchent et le redoutent tout à la fois : c'est l'heure où les corps craquent et s'arrêtent au bord des routes, parfois en pleurs, parce qu'il n'existe plus la moindre réserve d'âme au sein du corps où puiser encore un peu d'énergie ; c'est le début d'une nouvelle expérience vécue qui commence : comment courir quand l'âme n'est plus au-devant du corps, l'éclairant et le tirant vers l'avant, quand l'esprit et le corps se mettent à vivre de manière séparée, l'un refusant de servir l'autre ? Il ne sert plus à rien d'en appeler à la volonté. C'est d'un consentement à la faiblesse dont il est alors question, d'un acquiescement à la vie faible qui est d'abord acquiescement à une vie qui se dit au même moment sur le mode du corps et de l'esprit, de l'étendue et des représentations. Non seulement « l'esprit humain ne connaît le corps humain lui-même, et ne sait qu'il existe, qu'à travers les idées des affections dont le corps est affecté [1] », mais plus encore : « Ce qui constitue en premier l'être actuel de l'esprit humain n'est rien d'autre que l'idée d'une chose singulière existant en acte [2]. » La découverte de Spinoza est à son comble : l'esprit est l'idée du corps en acte. Il n'est pas une forme transcendante ou une substance séparée qui permettrait d'envisager comme acquise la possibilité d'une réserve mentale en laquelle puiser quand le corps est fatigué. Il n'est rien d'autre que ce que le corps est dans son action singulière. Car ce qui arrive à un corps sur

1. Spinoza, *Éthique*, II, 19, trad. Charles Appuhn, dans *Œuvres 3*, GF-Flammarion, 1965, p. 97.

2. *Ibid.*, II, 11, p. 81.

son étendue propre arrive en même temps à l'esprit dans ses représentations. Mais il serait faux de croire que l'on est spinoziste de bout en bout. Idéalement, le marathonien commence kantien quand il éprouve le « libre jeu de ses facultés » et qu'il forme une totalité vitale dont il peut même avoir une appréciation esthétique, le sentiment vital d'une plénitude. Il continue cartésien quand, sentant son corps défaillir, il en appelle à sa volonté pour lui redonner du mouvement. Il finit spinoziste quand l'essentiel pour lui n'est plus que de « persévérer dans son être », alors même que l'esprit et le corps forment deux séries parallèles.

L'essentiel est qu'aucune philosophie ne puisse comprendre à elle seule la totalité des modifications corporelles que traverse le marathonien. Il manquera au spinoziste l'impulsion initiale, le sentiment de la plénitude vitale auxquels donnent lieu les harmoniques entre les différentes activités de l'esprit et du corps. Pas davantage le cartésien ne pourra aller jusqu'au bout du marathon, car viendra le point de non-retour au-delà duquel devra capituler la volonté. Plus encore l'harmonie kantienne ne dure pas et se désagrège vite. Aucune philosophie ne survit à une course. Nous autres coureurs savons que les philosophies sont mortelles.

Il ne faut pas s'y tromper. La fin d'une philosophie et la conversion à une nouvelle philosophie ne sont pas des coquetteries métaphysiques, mais des nécessités vitales pour quiconque veut entrer dans l'expérience de la durée. Durer signifie changer, non dans son corps et dans son esprit, mais dans la manière d'envisager les relations entre son corps et son esprit. Au total, la durée est l'expérience de la variation qui varie sans cesse, qu'il est impossible d'arrêter. En ce sens, elle devient expérience d'une proximité avec le chaos. Chaos, c'est-à-dire renouvellement permanent, non-capture, impossibilité de figer dans la moindre catégorie. Retour à nos athlètes Deleuze et Guattari : « Ce qui caractérise le chaos, c'est moins l'absence de déterminations que la vitesse infinie avec laquelle elles s'ébauchent et s'évanouissent : ce n'est pas un mouvement de l'une à l'autre, mais au contraire l'impossibilité d'un rapport entre deux déterminations, puisque l'une n'apparaît pas sans que l'autre ait déjà disparu [1]. » Le marathonien qui approfondit l'expérience de la durée s'approche toujours du chaos. Son impossibilité de s'attacher à une philosophie unique est le signe d'un emballement des représentations qui ne peuvent plus se loger dans la moindre assiette corporelle. Le chaos provient, non du rien, mais de l'absence d'attache. Quand vous vous mettez à flotter indéfiniment le long d'une route qui n'en finit pas, sans plus savoir pourquoi vous courez ainsi et pourquoi vous ne vous arrêtez pas, quand vous réalisez que vous n'êtes qu'un point minuscule dans l'espace-temps infini, sans aucune possibilité de vous accrocher à un quelconque repère, alors c'est que vous êtes tout près du chaos, de cette

1. Gilles Deleuze, Félix Guattari, *Qu'est-ce que la philosophie ?*, *op. cit.*, p. 189.

limite absolue en deçà de laquelle il n'y a plus rien. C'est l'angoisse du marathonien, mais aussi ce à quoi il désire se confronter : la limite du soi, de cet ultime point de butée dans l'espace et dans le temps qui se nomme désir. Il vient un temps où le *conatus* ne cherche même plus à persévérer dans son être, où le désir n'y est plus. La vérité de la course est la dépression, la fin de tous les désirs dans le corps et dans l'esprit, vous n'avez « plus rien dans les chaussettes », c'est-à-dire que vous ne pouvez même plus vous protéger du rien. Courir devient l'ultime approche du rien, une épreuve d'angoisse de désagrégation comme preuve du désir. Nous courons pour désirer continuer à désirer, c'est pourquoi l'ajournement du désir dans le quasi-rien est l'épreuve ultime.

Fuyards

Dans le journal du Dauphiné, la photo d'un lacet enneigé de Haute-Savoie. Sur les côtés, des parapets qui protègent du vide. De part et d'autre du virage, des sapins à la verdure blanchie s'étageant le long des pentes. C'est à cet endroit-là qu'un homme immobilise sa voiture et s'enfuit à travers les bois. Sur le sol, des traces de marquage. Il fuit dans la forêt. Peu avant, à 4 heures du matin, il a forcé un barrage de police au rond-point de Balme et a pris la direction de la station. Arrivé au lacet, il arrête son moteur et se met à courir entre les arbres dans le noir intense. Les policiers le coursent avec une lampe torche. En vain. Un chien est envoyé en renfort. Ils découvrent grâce à lui que les traces mènent jusqu'à un torrent. Après plusieurs heures de recherche, les hommes du peloton de gendarmerie de haute montagne découvrent l'homme noyé au fond de l'eau. « C'est une fuite d'un contrôle de routine qui prend des tournures dramatiques. Selon les premiers éléments, il semblerait, au regard des traces sur le sol, que l'homme ait glissé et fait une chute d'environ 9 mètres. Le torrent est gelé, sauf à cet endroit-là. C'est ce qu'on appelle une marmite avec des eaux froides et tourbillonnantes », relate le substitut du procureur qui est en charge du dossier. Dans *Le Figaro*, c'est cette fois une course-poursuite entre un automobiliste et des patrouilles de police en Loire-Atlantique. L'automobiliste rejoint par deux policiers qui font feu sur lui abandonne sa voiture et s'enfuit à pied.

Quand la vie ne tient plus qu'à un fil, il reste encore la course, l'ultime essai pour ajourner les forces qui vous veulent du mal. S'en sortir impliquera à un moment de détaler, de devenir un fugitif, le fuyard à la gestuelle ample des vies menacées. La limite asymptotique de la course est le vagabondage, le raid pour ne pas se faire prendre. Cela peut être le fuyard malheureux qui ne veut pas se laisser enfermer et qui court parce qu'il ne lui reste plus que cela, quand toutes les qualités sociales d'une vie sont tombées. Cela peut être l'heureux bohémien de la fantaisie rimbaldienne dont les allées et venues sous le ciel sont des occasions d'« égren[er] dans [s]a course/ Des rimes [1] ». Le va-nu-pieds à la culotte trouée est en réalité un coureur dont toute la force tient à ce qu'il ne se laisse pas emprisonner et qu'il détale comme un vaurien sans qualités. Et ce vaurien peut être deux,

1. Arthur Rimbaud, « Ma Bohème (Fantaisie) », *Recueil Demeny*, 1870.

devenir le « nous » des itinérants : « Nous errions, nourris du vin des cavernes et du biscuit de la route [1]. » Il peut aussi être tout un menu peuple crieur et gouailleur qui court sans logique, « des corporations de chanteurs géants [qui] accourent dans des vêtements et des oriflammes éclatants [2] ». C'est cela la course : la possibilité d'une errance forcée ou désirée, parfois démultipliée, non programmée dans tous les cas. On court sans savoir où l'on va, juste pour ne pas être totalement capturé : ce qui est recherché, c'est un état de variation, la possibilité de se désajuster de tous les blocs d'espace-temps qui construisent un ordre de l'ordinaire. Aucune déduction ne découle de l'itinérance de la course. Car celle-ci reste en excès sur toute logique, elle dynamite les blocs ainsi délimités, les systèmes de référence qui assignent la vie à des lignes d'univers déjà tracées. Si l'on enlève tous les équipements du coureur, lesquels sont d'ailleurs dérisoires, il reste l'affirmation d'un style fragile, une possibilité de mobilité sans pourquoi, qui peut être la chance de l'évadé ou bien l'ultime raid du poursuivi, de ces ombres juives dans la ville de Marseille qui ont fui toute l'Europe nazie et se cachent, clandestines, dans des bateaux du Vieux-Port, avant d'être traquées et de se voir contraintes à la fuite, au slalom improbable entre les voitures, entre les badauds qui ne les regardent même pas. Avec la course, une vie se met

1. Arthur Rimbaud, « Vagabonds », *Illuminations*, 1872-1875.
2. Arthur Rimbaud, « Villes », *Ibid.*

à ne plus correspondre à son site. Elle détraque toutes les mises sous placement.

Ce serait une erreur de considérer que la course est un besoin du corps, une recherche pour prouver sa vitalité. En réalité, elle est bien davantage une fiction de l'esprit, le songe d'une vie non ajustée. Mais cette futurition nomade est cela même qui nous ramène à notre condition de proie dans le viseur d'un chasseur sans merci. Courir, c'est vouloir se soustraire à la flèche. Le fuyard ne veut pas mourir et pour cela il court, jusqu'à épuisement s'il le faut. Certes le chasseur à son tour se mettra à courir. Pourtant, ce ne sont pas les mêmes courses. L'une est volonté de capture, l'autre est désir de fuir. La fuite devient l'ultime possibilité du fuyard. Un jour, le fuyard deviendra le personnage de l'*exit* : une proie qui serait devenue invisible, passée de l'autre côté. Le fuyard incarne dans sa course le rêve de la fuite absolue. Il court pour ne pas être rattrapé même s'il doit quitter pour cela tous les sillons, toutes les orbites. Courir, de ce point de vue, reste l'ultime possibilité, le seul possible qui demeure quand tous les possibles sont ruinés, la possibilité devant l'impossible.

Il existe une terreur de l'animalité que connaît le coureur. Après tout, si le fuyard prend les jambes à son cou pour échapper à un danger mortel, le coureur reste un fuyard potentiel qui ne veut pas être trop emprisonné. Son art de la mobilité s'apparente à la restauration d'une animalité désuète qui le lie à tous les gibiers qui ne veulent pas être des proies. Plus encore, il y va d'un épuisement des humanités, d'une possibilité de vie animale comme ultime recours à la production d'une barbarie humiliante. Aussi courir ne peut-il totalement s'apparenter à la production d'un état de sérénité, car un tel agissement reste l'ultime donnée de toutes les vies dépouillées de leurs qualités sociales, qui n'ont plus rien à disposition, qui sont menacées et doivent disparaître. Le recours à la voix est congédié. Il n'est plus possible de manifester, plus possible de revendiquer : *exit* la voix ! La désertion plutôt que la manifestation ! L'ultime possibilité : le décrochage ! C'est lui qui fait revenir l'animal dans l'humain, confère à la déterritorialisation sa puissance de vagabondage hors de tous les standards. C'est lui qui fait valoir une puissance de vie contre tous les pouvoirs de donner la mort qui s'abattent sur les précaires, les vulnérables et les transforment en clandestins, en vagabonds.

Qu'est-ce alors que le fuyard ? Un clandestin qui n'a plus la possibilité de vivre clandestinement. Un oublié qui n'a plus la possibilité d'être oublié. Et l'on pense aux dernières images de la première partie du film d'Axel Corti, *Welcome in Vienna*, « Dieu ne croit plus en nous ». Les exilés juifs de Vienne sont progressivement dépouillés de toute qualité sociale, ils perdent leur voix, n'ont d'autre possibilité que de tenter l'*exit*. Mais même dans l'exil, ils sont contraints encore plus à l'exil, perdent davantage leur voix. L'ultime possibilité est de devenir des fuyards. Ils étaient autrichiens, ils deviennent « juifs errants » :

fuir, toujours fuir. Le groupe des femmes et des hommes qui tentent de se reconstituer à Paris et ailleurs devient un groupe de fuyards au sein duquel peu à peu la possibilité même de groupe disparaît. De cette longue dispersion des qualités humaines, la course reste l'aveu ultime, la pratique à la lisière de l'animalité et de l'humanité, en deçà de laquelle il n'existe plus aucune inscription et attache dans l'humain. Aussi existe-t-il du néant dans la course, un appel du néant et une tentative pour résister au néant, ajourner l'irrémédiable. Mais dans la course, l'épuisement n'est jamais loin et avec lui la victoire de l'immonde. L'art du fuyard est un art précaire.

Guy Drut

Il faut se souvenir de Guy Drut. Nous sommes en 1976, c'est l'heure des coureurs blancs fragiles. On pourrait les croire sortis d'un sanatorium de *La Montagne magique*, à leur façon de se tenir un peu en retrait, comme si la vie d'un coureur était une vie gauche, une vie passée dans l'attente de la future course, de la projection hors du *starting-block*. Il existe 110 mètres qui sont une immersion dans le pur espace, une apnée dans le grand rouge de la piste. Ces 110 mètres ne forment pas une limite, il ne suffit pas d'aller au bout. C'est un monde qu'il revient seulement à l'athlète d'explorer tous les quatre ans ou tous les deux ans, dans les grandes rencontres sportives. Quand il entre dans ce monde, il n'existe plus, il est une flèche qu'aucun archer ne parvient à cibler ; mais avant et après il redevient un être humain un peu frêle, à la lisière d'un univers trop vaste pour lui. Il viendra un temps où les coureurs de vitesse seront des fauves libérés de leur cage se jaugeant comme des boxeurs en mal de ring. Il viendra un temps où l'invulnérable le disputera à la grandiloquence et où tout se réduira à un spectacle sans faille, fait de muscles et de débardeurs collants. Guy Drut et Pietro Mennea sont d'un autre monde ; leur silhouette tremble sous les « flottants ». Seul le maillot bleu du coureur de la *Squadra* donne le change.

Mais pour combien de temps ? 100 mètres plus loin, le coureur de la *Squadra* ne sera pas champion olympique, seulement quatrième ; 200 mètres plus loin, il ne sera pas champion olympique, seulement quatrième à nouveau, il lui faudra attendre Moscou en 1980. Il n'empêche, c'est le début de la gloire italienne dans la nuit canadienne, d'un ET de la course au doigt suspendu dans l'air en guise de victoire, un simple doigt pour dire : « je suis là vous voyez », un doigt qui n'est pas un doigt d'honneur ni d'horreur, un simple index levé pour résumer le tir impeccable d'une fusée dans l'espace. Mais ce soir-là, j'ai neuf ans et mes parents me réveillent dans la nuit, le décalage horaire est à son comble, cela va être la finale du 110 mètres haies. Un Français est aligné, répondant au simple nom de Guy Drut. Deux syllabes, dix haies, 13 secondes et 30 centièmes plus loin, il ne sait pas s'il a gagné. Il est au taquet avec Alejandro Casañas. Les deux hommes sont arrivés ensemble sur la ligne. Il faut la photo pour les départager. Là est la véritable course. La première n'a été qu'un hors-d'œuvre, une manière pour les deux hommes de s'éloigner des autres mortels et de devenir des dieux de l'Olympe : sur un nuage, ils sont sur un nuage. Leur course peut commencer. Quelques secondes plus tard, la photo a rendu son verdict. L'art de la course se joue avec tout le corps. Les épaules de Guy brisent la ligne d'arrivée avant celles d'Alejandro. Ce sera Guy le champion ; il lève le doigt comme Pietro Mennea, court autour du stade, redevient un humain comme les autres. La nuit qui suit sera sa nuit ; les jours qui suivront seront ses jours. Mais ce n'est plus une divinité. La victoire le laisse dubitatif, souriant, enfantin et grave à la fois, vaguement inquiet, se demandant ce qui lui arrive. Le grand coureur est un être gauche qui ne sait où placer son corps dans l'espace. Du moins, en ce temps-là.

C'est qu'en dépit des apparences, la course n'est pas une apologie de la force. Elle ne l'est pas et elle ne le sera jamais. La course est un congé à la lenteur, un devenir-vitesse qui abolit la forme humaine et la métamorphose en projectile sur une piste de lancement. La métamorphose est le but de cette entrée en fusion. Ce que l'athlète recherche, ce n'est pas d'éprouver une force pour vaincre la ligne droite qui le sépare de l'arrivée ; c'est de se préparer à la transformation de son état pour entrer dans un dispositif de vitesse. Car la vitesse est une construction, un arrangement singulier entre un corps, un lieu et un temps. Mais cet arrangement transforme toutes ces qualités ainsi résumées. Il propulse une nouvelle réalité, la vitesse, hors de tous les repères antérieurs. Aussi s'agit-il bien d'une conversion à la vitesse que l'athlète recherche dans les quelques pas qui le séparent de sa future course. Piétinant à côté de sa ligne, il cherche la force qui abolira la force, le supplément d'intensité qui le fera consentir à sa métamorphose. Bien sûr, il y a les autres coureurs, tous les apprentis à la métamorphose des couloirs adjacents, mais ce qui compte, c'est sa métamorphose à lui, non celle des autres, et ce qu'il faudra, c'est se propulser tout de suite. Le *starting-block* a valeur baptismale : il doit faire naître une pure vitesse. C'est cette vitesse qui est suspendue hors du temps, qui planera au-dessus de la piste et que les spectateurs voudront capter en suivant les empreintes fugitives de l'athlète dans son couloir à la manière d'un rail lumineux.

Bientôt, nous verrons les coureurs comme de splendides fauves plutôt que comme des élèves en métamorphose. Ce sera le temps où la force prévaudra sur la maladresse. Et ce temps-là sera l'avènement d'une société du spectacle. Peut-être aujourd'hui peinons-nous à imaginer ce moment de non-arrogance du spectacle, par lequel une faiblesse des sportifs pouvait être encore décelée. Montréal 1976 appartenait encore à ce temps-là. Du moins pour l'enfant que j'étais. Qui imaginait la piste canadienne comme un laboratoire ouvert à toutes les transformations.

Le deuxième souffle

L'épuisé peut-il renaître ? A-t-il droit à une deuxième chance ? Tout le monde aspire un jour à avoir une deuxième chance. Quand tout va mal et que la vie semble sur le point de se défaire, l'appel à la deuxième chance est un désir absolu de renaissance. Surtout ne pas en rester là, éviter de sombrer, de maintenir le cap vers le pire. Mais qui peut décréter quand il renaîtra ? En réalité, nous n'en savons rien et c'est justement cette ignorance qui donne toute sa valeur à l'appel à une deuxième chance. Car celle-ci ne viendra jamais à l'intérieur d'une logique antérieure, elle ne pourra pas être préméditée ni même méditée, c'est une sorte de bouée qui est jetée dans l'eau où se débat le presque noyé, sans que l'on sache pourquoi, un *fiat* soudain qui vient quand il vient, mais qui peut ne pas venir. Ainsi la deuxième chance n'est pas contenue comme une réserve d'espoir dans la première. Vous les connaissez, ces héros malgré eux qui se voient, alors qu'ils sont acculés au néant, proposer un pacte d'avenir inespéré. Tel prisonnier condamné à mort, gracié au dernier moment ; tel amoureux trompé à l'existence pitoyable, soudainement illuminé par les volte-face de l'aimée. Le cinéma hollywoodien a capté cette allure de la deuxième chance. Il n'a cerné l'essoufflement du vécu que pour nous projeter dans le miracle d'une machinerie de grâce qui fera renaître le malheureux.

Mais la deuxième chance ne consiste pas seulement dans l'attente d'une résolution hypothétique venue d'ailleurs. À ce thème digne de la tragédie grecque, le monde hollywoodien ressuscite les vigueurs grecque et latine de la ruse héroïque : dans la zone du plus obscur, se frayer un chemin malgré tout, tenter sa chance, quand la première chance est terminée et que la deuxième n'a pas encore fait son apparition. Comment penser cette issue du héros négatif ? Tout n'était-il donc pas joué dans le premier désastre ? Au cœur de l'abolition des espoirs, il restait un trajet en pointillé. Le héros malheureux garde une connaissance du malheur dont il se servira le moment venu, il accumule un savoir tragique qui finira, en pleine faiblesse, par devenir sa force. Hollywood déclinera jusqu'à plus soif toutes les variations sentimentale, sociale, politique, de la deuxième chance. Il en fera une sorte de blason de notre époque. Quand tout est en panne, il y a encore des embryons de mouvement à disposition. Et tout l'enjeu deviendra le suivant : comment parvenir à reprendre possession de ses mouvements ? Comment ébranler son corps enkysté dans l'immobilité ? Là est l'enjeu d'une mobilité nouvelle où il va falloir redémarrer, où s'extraire de toutes les logiques de la catastrophe a le sens d'une nouvelle naissance.

Et si la course était l'apprentissage de cette deuxième naissance ? Une tentative pour se convaincre, dans son corps, que renaître est possible. Car renaître, qu'est-ce d'autre sinon pouvoir acquérir un deuxième souffle ? Et c'est précisément cette possibilité du deuxième souffle qui est l'un des enjeux de la course à pied. Quand courir est désastreux, qu'un point de côté n'en finit pas de détruire la cage thoracique et qu'il n'est plus possible d'avancer, le coureur cherche à passer d'un premier souffle à un deuxième souffle. Idéalement, il voudrait le préparer lorsqu'il est dans son premier souffle et qu'il a l'impression d'être en possession de ses moyens. Mais il est alors dans le déroulement d'une logique et la possibilité d'une deuxième logique est tout simplement inconcevable. Il faudra attendre que le premier souffle se détraque, aille au terme de ses exténuations pour qu'un désir de deuxième souffle se laisse envisager comme une solution à la dérégulation du premier monde du coureur. Courir devient alors une épreuve dans l'épreuve, la recherche d'un deuxième souffle qui est le commencement d'une nouvelle vie.

Il existe une analogie étroite entre le deuxième souffle et la deuxième chance, mais cette analogie n'est pas hollywoodienne. Elle ne suppose pas une mécanique de la sentimentalité diffuse, une récompense puisée dans les extensions sensibles de la vie.

C'est plutôt que courir finit par devenir un apprentissage raisonné de la possibilité du deuxième souffle. Et ainsi une nouvelle philosophie se laisse entrevoir : la deuxième chance n'implique pas un *deus ex machina* hollywoodien, mais la modestie ordinaire de l'opiniâtreté à l'œuvre dans la course. Courir est un aveu de modestie. Un pas en entraîne un deuxième puis un troisième. Rien de plus. Rien au-delà. Aussi est-ce dans la possibilité du deuxième pas que réside déjà la possibilité de la deuxième chance. Alors nous revoilà dans Bergson : la deuxième chance est une actualisation non préméditée de la première chance. C'est le long d'un devenir singulier que se situent les continuités mobiles entre première et deuxième chances. Il est impossible de dire quand advient la rupture, de tracer une ligne géométrique séparant les deux cartes du hasard, c'est insensiblement que l'une se colore de l'autre et se laisse ainsi progressivement convertir à un événement imprévisible. Alors il faudra dire ceci : une vie est une transition continue de la première à la deuxième chance, de la deuxième à la troisième, etc., comme une course est une transition continue, rapide et fluide, d'un premier pas vers un deuxième pas, vers un troisième, etc.

La première fois

La première fois que je cours sous la neige. La première fois que je cours le long du Pacifique dans la baie de Santa Barbara, sous le soleil californien, et que j'aperçois un banc de dauphins à 200 mètres de la plage. La première fois que je dévale les collines grecques de l'île de Folegandros. La première fois que je grimpe des pentes escarpées sous le soleil d'Ibiza. La première fois que je devine la baie de San Francisco au détour d'un lacet sur les hauteurs de Berkeley. La première fois que je file dans les prés d'Oxford. La première fois que je cours sur un tapis au vingt-cinquième étage d'un hôtel de São Paulo. La première fois que je vois une biche dans la campagne toscane. La première fois que je me perds. La première fois que je remonte en soufflant les pentes de Lisbonne avant de les redescendre comme un tram automatique. La première fois que je fais le tour du lac à Hambourg. La première fois que je franchis une autoroute dans la banlieue de Munich. La première fois que je cours avec des élèves dans le Hyde Park à

Londres. La première fois que j'arrive, au bout d'une course d'une heure, dans le centre de Québec et que je me fais l'effet d'un drôle d'envahisseur. La première fois que j'enchaîne les tours de stade et qu'au milieu s'entraîne une équipe de foot américain. La première fois que je cours la nuit sur la promenade des Anglais à Nice. La première fois qu'un chien me barre la route au bord de la Garonne à Toulouse. La première fois que je franchis la pancarte « Paris ». La première fois que je suis perdu dans la forêt berlinoise enneigée, seul, la nuit. La première fois que je cours avec mon frère. La première fois que je dispute un marathon. La première fois que je marche. La première fois que je sprinte. La première fois que je salue un autre coureur. La première fois que je vois une fille courir. La première fois que je vois des îlots émerger au milieu de la Loire tandis qu'avec peine mes pas reconstituent un sentier dans l'herbe rase. La première fois que je cours dans le sable, à la recherche du sable dur. La première fois que mes filles joggent avec moi. La première fois que je suis semé. La première fois que je trottine un après-midi gris le long de la Tamise. La première fois que je pense que courir est insensé. La première fois que je cours dans l'Englischer Garten à Munich et que je longe la Tour chinoise où sont attablés des buveurs de bière. La première fois que je me foule la cheville. La première fois que j'ai une crampe.

Il existe une philosophie de la première fois. Chaque course est une tentative pour abolir les courses antérieures et faire peau neuve. Peau neuve, c'est-à-dire : supposons qu'il n'y ait jamais eu de première fois et que cette fois-ci soit unique. L'usure du coureur est démentie par sa volonté de saisir quelque chose de neuf, de percevoir une singularité, un paysage, un ciel, une atmosphère. Cette possibilité fonde l'espoir du coureur, elle est une promesse d'au-delà qu'il embarque dans sa mobilité programmée. Mais rien ne relève d'un décret. La nouveauté viendra ou ne viendra pas, c'est selon. Au bout de 10 kilomètres, soudainement, la nageoire d'un dauphin à 200 mètres du bord sous le ciel bleu du Pacifique, d'autres nageoires, d'autres dauphins, c'est une vision que rien ne permettait de prévoir. Le paysage maintenant se tend vers cette scène improbable. C'est comme si tout s'organisait à partir de ce banc animal. La première fois, cela veut dire ceci : tout ce qui a commencé ne peut jamais être à la hauteur de ce qui un jour commencera. Un commencement est une chose absolument nouvelle, aussi nouvelle que les événements qui sont toujours des pluies soudaines.

Baudrillard en Amérique

En Amérique, tout le monde court ou presque. Vus de loin, les coureurs ressemblent à des êtres insensibles dont aucun sortilège extérieur ne pourra annuler les errances sur le bitume qu'ils ont programmées. Cela pourrait ressembler à une pensée de l'après-catastrophe. De nouveaux chevaliers parcourent les routes dans tous les sens et rien ne les arrête, ils sont pour ainsi dire invulnérables. C'est la vision du film *Blade Runner* ajustée par Baudrillard aux images de New York lors de son voyage américain : « Les milliers d'hommes seuls qui courent chacun pour soi, sans égard aux autres, avec dans leur tête le fluide stéréophonique qui s'écoule dans leur regard, ça, c'est l'univers de *Blade Runner*, c'est l'univers d'*après la catastrophe*[1]. » La sentence est sans appel. Les *joggers* sont des chevaliers « d'une apocalypse en douceur » qui s'est installée sans qu'on y prenne garde. Rien ne peut les détourner d'une pulsion vers

1. Jean Baudrillard, *Amérique*, Grasset, 1986, p. 41.

le néant : le ciel orangé de la Californie, les montagnes qui embrasent l'horizon sont démonétisées pour le coureur qui longe la bande de plages du Pacifique, seul au monde avec des sons de son baladeur qui se distillent comme une perfusion dans son cerveau. Et cette solitude est inhumaine. Elle est l'ultime rempart face au néant, alors qu'elle n'est déjà que du néant dilaté sous la forme d'un raid désespéré. « Les primitifs désespérés se suicidaient en nageant au large jusqu'au bout de leurs forces, le *jogger* se suicide en faisant des allers et retours sur le rivage », conclut Baudrillard.

C'est cette recherche de l'au-delà de la force qui éteindra toutes les forces qui vaut comme rituel de suicide. Il existe une ascèse du suicide qui est une plongée en mortification : celle que le *jogger* emporte dans ses emballements matinaux ou nocturnes. Cela est un signe des temps. L'Amérique est un laboratoire des modernes. Baudrillard peut déplier une chaîne : le *bodybuilder* dans les salles de musculation, le *jogger*, le *surfer* sont frères de sang. Dans leurs veines coule une même culture du corps, ultime rempart face au rien. Atteindre le niveau ultime où le corps pourrait défaillir, c'est se sentir en vie, l'ultime d'une vie au bord du gouffre, qui n'est plus attachée à rien, qui s'attache au rien pour ne plus s'attacher. Ne s'attacher à rien, c'est être avec soi, seulement avec soi. L'amour de son corps est une ode au narcissisme. La plongée dans le corps précipite une vie dans un univers de la performance, mais cette performance n'est raccordée à aucun au-delà du corps. Le corps s'adresse au corps dans une sorte de ventriloquie funèbre. Certes, il y va en apparence d'un culte de la jeunesse, de l'angoisse de la prise de poids, du maintien des formes sculpturales de soi, mais ces déclarations de guerre à l'usure, à la finitude ne sont que d'ultimes aveux de la mortalité des corps. Pour Baudrillard en effet, « le corps qui se pose la question de son existence est déjà à moitié mort, et son culte actuel, mi-yogesque, mi-extatique, est une préoccupation funèbre [1] ».

La course à pied est-elle donc un apprentissage de la mort ? À voir. Si tel est le cas, nous revoilà en pleine philosophie. Par un étrange choc géographique, l'Amérique fait retour à la Grèce. Platon n'affirmait-il pas que « philosopher, c'est apprendre à mourir » ? Le marathon de New York permet ce rapprochement des espaces : « "Nous avons gagné", souffle le Grec de Marathon en expirant. "*I did it*" soupire le marathonien épuisé en s'écroulant sur la pelouse de Central Park [2]. » Mais qu'est-ce que courir un marathon ? L'aveu glorieux d'une philosophie du « *do it yourself* » qui culmine dans l'exténuation d'une ultime expiration. L'ultime conquête qui demeure semble être la conquête de soi. Les Amériques sont découvertes, les Indes aussi, mais soi est à investir. Ainsi Baudrillard découvre le coureur-sculpteur pris à la verticale de

1. *Ibid.*, p. 38.
2. *Ibid.*, p. 25.

lui-même qui arpente jusqu'à exténuation les frontières du soi. Cette exténuation des sous-sols corporels vaut comme un affaissement de notre poids dans le monde. Car à force d'arpenter les routes, de longer les océans et de se croire insensible à tous les paysages traversés, c'est toute une pesanteur de la vie terrienne qui s'efface irrémédiablement. Nous traversons, telles des caravelles arrogantes, les routes du monde, insensibles à la lumière, aux arbres, aux gens, nous devenons des automates, toujours plus gris dans notre carapace sinistre. Baudrillard semble voir les coureurs comme s'il était placé lui-même devant un écran. Lui qui dénonce la spectacularisation du monde reçoit la course comme un spectacle.

Mais pouvons-nous voir la course ? Est-il possible de comprendre la course sans courir soi-même ? Certes, il n'est pas nécessaire de mimer une chose pour l'expliquer. Autre est le cercle, autre est l'idée du cercle écrivait Spinoza. Pourtant le corps ne se laisse pas aussi aisément mettre à distance que le cercle. Ou alors c'est l'expérience de l'incommunicabilité des corps que nous expérimentons. Et de fait, il semble qu'aucune sympathie ne soit possible à l'endroit de celui qui court. Ce qui intéresse le spectateur n'est pas la connivence avec le coureur, mais la perception de sa faiblesse, l'accumulation de sueur qui se dégage d'un corps qui se détraque et que personne ne vient aider. C'est pourquoi le marathonien sait bien qu'il est seul dans son corps et dans son esprit. Il lui faudra entrer dans cette solitude pour venir à bout de ses 42 kilomètres. Le public est ainsi fait qu'il est toujours à distance de soi, cherchant sous la trajectoire rectiligne d'une course impeccable les signes avant-coureurs de la disgrâce, traquant les modalités de l'effondrement du coureur cloué sur place, ne parvenant plus à avancer. Baudrillard est ce spectateur qui voit l'Amérique sous l'œil d'un téléviseur portable qui l'accompagne dans ses descriptions raisonnées. Perdu dans un coin de son laboratoire, il scrute les écrans et s'étonne de toutes ces silhouettes qui, à l'instar des figures de *Blade Runner*, semblent sorties de nulle part et aller vers nulle part.

Baudrillard se livre dès lors à l'expulsion méthodique du coureur hors des centres de gravité des vies ordinaires pour faire de la course un rite étrange, que la poussée ethnologique doit reconduire à la marge du non-sens. Lévi-Strauss avait su montrer qu'il existait deux possibilités de se rapporter aux figures de l'autre : les rejeter aux confins en les vomissant, les absorber par quelque rite anthropophage pour en retirer quelque force. Il semble que Baudrillard se soit situé, tel Tintin en Amérique, dans le premier genre d'analyse et ait délaissé la seconde approche. Car la seule question qu'il faudrait pouvoir poser à Baudrillard est la suivante : pourquoi n'avez-vous pas, à la vue de ces coureurs, cherché à faire quelques pas sur le bitume new-yorkais ou californien ? Aurait-il été inimaginable que vous vous soyez laissé gagner à la mobilité impardonnable de la frénésie nomade ordinaire ? Est-ce inconcevable d'envisager que quelqu'un se mette à courir simplement parce qu'un autre court à côté, non loin ? Quelle serait alors l'ethnologie de ce désir mimétique de course ? Que deux puisse venir à la suite de un ne cesse d'étonner. L'extériorité du pur spectacle semble alors devoir être annulée au profit d'une fête collective d'un genre nouveau. Une multitude est toujours plus qu'un simple nombre.

Par deux fois la grâce vint au monde

Parfois, des mondes qui ne se rejoignent pas se télescopent ou entrent en résonance et créent une magie inattendue. Rome n'est pas une ville où il est vraiment possible de courir. Certes, il y a les bandes étroites qui longent le Tibre et où s'égayent les coureurs aux tenues bariolées. Certes, le parc de la villa Borghèse est propice aux raids majestueux dans quelque allée boisée, laissant les monuments classiques à portée de main, dans leur écrin de silence. Mais ces signes de la culture-monde sont des pièges pour touristes pressés. Car le génie de la ville est ailleurs, non pas forcément dans la lenteur, mais dans une sorte de douceur qui vient d'ailleurs et qui exclut les précipitations syncopées des flux néolibéraux du *jogging*. Baudrillard a établi une distinction éclairante entre *running* et *jogging*. Selon lui, le *jogging* est une nouvelle culture de l'apprentissage de la mort que la philosophie autrefois put incarner en ses fables grecques, stoïciennes en particulier. Il convenait d'être indifférent au monde et de ne pas se laisser déstabiliser par des représentations sur lesquelles nous n'avons pas prise. Contrairement au coureur qui mobilise son corps pour s'en sortir, le risque ultime étant la nécessité de fuir un danger mortel, le *jogger* renonce à se lier au monde par l'intermédiaire de son corps, il creuse le sillon de son indifférence à l'égard des couleurs, des paysages, devient un insensible, soucieux seulement des palpitations de son cœur et de l'enchaînement de ses mouvements.

À ce stade de mécanisation avancée, il semblerait que l'idéal de la vie humaine porté par le *jogging* soit au mieux l'impassibilité du sage stoïcien, au pire un devenir-machine impérieux dans lequel il importe de limer son corps jusqu'à ce qu'il ne soit plus qu'un mobile en plein mouvement. Cet idéal de la puissance d'un corps-machine semble propulsé par l'ultime utopie néolibérale qui nous enjoint à consentir aux flux en nous faisant nous-mêmes flux, amour de la mobilité. Et de fait, il semble bien qu'il y ait un lien entre cet amour de la mobilité exemplifié par la frénésie contemporaine des courses à pied partout dans le monde (quelle ville n'a pas son marathon ?) et la possibilité ressentie comme cruciale de devenir un sujet mobile, capable de réagir, le plus rapidement du monde, aux secousses monétaires mondialisées. Dans ce contexte, que signifie ralentir ? Possiblement renouer avec l'idée européenne de la beauté que les grandes villes italiennes ont pu incarner et continuent d'exprimer dans leurs vestiges classiques. Certes, ces villes étaient frénétiques en leur temps et acquises aux marchands.

Elles le sont toujours. Il reste cependant que cette frénésie est encadrée par la solennité des édifices, le silence des places austères. Même le bruit des grandes artères est contenu par l'entrelacement labyrinthique des ruelles et tout semble, au bout d'un moment, converger vers l'écoulement bienheureux de fontaines qui rythment le temps.

Pour avoir voulu courir à Rome, j'ai finalement renoncé. Trop de monuments à visiter, trop d'églises à fréquenter, trop de rues dans lesquelles se perdre, trop d'œuvres. C'est la revanche de la marche et avec elle la certitude qu'explorer signifie ralentir. Pourtant, la course est une impossibilité qui finit par reprendre vie. Le marathon de Rome, programmé annuellement un dimanche de mars, annule, le temps d'une course, la logique de lenteur d'une civilisation millénaire : elle proclame en terre ennemie la valeur planétaire de la culture *run*. Il n'est pas jusqu'aux rues saturées par les bouchons, jusqu'aux ruelles des marcheurs qui ne cèdent et ne capitulent devant le roi coureur. Mais que signifie cette capitulation ? En fait, il y a d'abord avec un marathon la possibilité pour une ville de redevenir un monde fantomal, délivré de ses automobiles et restitué à l'allure des pieds sur le bitume. Et cette allure nouvelle n'est en rien un crépuscule : c'est une fête, un carnaval qui insiste et affirme une autre présence au monde. Il faut être quelques-uns pour faire un monde ; un carnaval, c'est la possibilité d'une multiplicité qui renonce à l'arrogance. Les marathons sont de nouvelles célébrations de notre temps, mais loin de dériver vers les flux capitalistiques, comme semble le croire Baudrillard, ils font apparaître de nouvelles figurations, de nouvelles aventures, de nouvelles amours. Ce sont les mobilisations pacifiques de notre époque, qui soulignent que le commun relève de l'entente entre les gens, par-delà les frontières : les corps portent en eux la possibilité de tuer, de faire nation, de faire frontière, mais ils portent aussi avec eux la possibilité d'aimer, de rire des frontières et d'entrevoir la possibilité d'une communauté de contingence. Et si *jogging* voulait dire : « faites l'amour, pas la guerre » ? Cette nouvelle philosophie californienne d'un *do it yourself* ne ressemble qu'en apparence à la flagellation baudrillardienne des corps. C'est que les retrouvailles mondiales des *joggers*, à Berlin, New York, Londres ou Rome affirment des manières d'être ensemble qui célèbrent des façons d'arpenter des lieux, de les respirer, de les vivre en foules immenses.

Peu avant le trente-cinquième kilomètre du marathon de Rome, les coureurs ont la chance d'emprunter la piazza Navona et ainsi de répéter, deux mille ans plus tard, les mouvements désordonnés des gladiateurs romains luttant pour la vie, courant sur la piste du stade Domitien. Pourtant ce jour-là, l'essentiel se trouve ailleurs, quelques centaines de mètres plus loin, hors de la galaxie romaine, dans un télescopage improvisé des manières d'être au monde. Au détour d'une route, dans le creux d'un tournant, piazza Teatro Valle, il fut loisible aux marathoniens d'entendre le déchaînement d'une vingtaine d'archers rassemblés en une fanfare de violoncelles animée par deux chefs eux-mêmes violoncellistes. Sans doute aucun coureur ne put discerner de quoi il retourna. Pourtant le fait est que vingt violoncellistes, jeunes ou moins jeunes, femmes et hommes, jouaient des airs variés et entonnèrent à un moment l'hymne altermondialiste, *Hasta Siempre*. Cette musique n'était pas une musique du hasard. Elle signifiait le devenir politique de la kermesse, l'irruption d'une minorité joyeuse. Les musiciens jouaient sous la bannière « *ocupado teatro* » et appartenaient à un spectacle délocalisé du Teatro Valle de Rome qui, hors les murs, s'affirmait solidaire des mouvements des *indignados* espagnols ou d'*Occupy Wall Street*. Les corps boisés des violoncellistes, étrangement immobiles, célébraient à leur manière les corps endoloris, d'un bois noueux, des marathoniens à bout de souffle. Ainsi, dans la courbe d'un lieu précaire, par cet arrangement de boiseries mélomanes attachées à une estrade de fortune, il fut donné ce que les philosophes Deleuze et Guattari appelèrent un « arrangement », un devenir musical du marathon tout autant qu'un devenir nomade de la musique. Dans cette étrange noce, une première grâce en rencontra une seconde. Nul besoin d'enraciner les choses, simplement faire rhizome, se déplacer le long des devenirs et les suivre. Car nul n'aurait pu programmer cette rencontre entre un marathon et le mouvement des indignés. Mais en sortant de leur théâtre qui réunit étudiants, femmes, précaires en lutte pour la redistribution des richesses, la fin du précariat et la constitution d'un art public déniaisé, les indignés de Rome se rapprochent des marathoniens nomades. Il s'agirait dans les deux cas d'affirmer une nomadologie non marchande. Bien sûr les marathoniens viennent par charters et consomment leur marathon, mais la course reste un au-delà arrimé à un idéal de la fraternité et à la possibilité de *faire monde* avec peu. C'est ce dénuement qui représente la promesse de l'effort marathonien, et c'est lui qui est restitué par la grâce des violoncelles des indignés romains. Parfois, il arrive que la grâce vienne au monde par deux fois.

Ce que courir veut dire

Courir veut dire essentiellement ceci : le monde n'est pas à nos pieds, il n'est pas là où il devrait être, il se dérobe et c'est ailleurs qu'il faut le chercher. Si nous étions à notre place, il n'y aurait nul besoin de courir. Même marcher serait une sorte de luxe. La mobilité atteste une incompressible logique d'errance. Adam et Ève se seraient-ils enfuis du jardin d'Éden en courant ? Mais peut-être couraient-ils déjà dans le jardin, d'arbre en arbre, pour récolter des savoirs qui ne leur étaient pas destinés. La course est la possibilité la plus radicale d'aller voir ailleurs si l'on y est. Aller voir ailleurs signifie que quelque chose se joue dans l'ailleurs, mais cet ailleurs est le revers d'une insatisfaction archaïque. Là est le point commun entre les différentes figures de la chasse humaine. La course aux plaisirs, la course aux honneurs, la course aux pouvoirs, la course au savoir ne sont rien d'autre que des logiques d'insatisfaction qui attestent que décidément nous ne sommes jamais là où nous devrions être. Les déplacements révèlent des vies qui ne sont jamais totalement à leur place. Est-il déplacé de courir ? Sans doute. Mais c'est parce que la vie est sans place fixe, sans qualité. Courir veut dire errer dans le monde, se déplacer, recueillir du savoir grâce au déplacement.

Le philosophe-médecin Georges Canguilhem, pariant pour la créativité inhérente à la vie, affirmant que la vie est pluralité d'allures, mobilisant le changement d'allure incarné par la course pour faire comprendre en quoi la vie est création d'allures nouvelles, a établi un lien fort entre subjectivité, insatisfaction, erreur et errance. La vie humaine est en trop. Cet excès de l'existence sur toute essence, dont Sartre fit, en son temps, le trait le plus singulier de la condition humaine, se signale par une insatisfaction chronique à l'égard de tout ce qui est. Quand nous voulons désespérément nous rendre adéquats à une raison d'être qui nous conférerait une nécessité inespérée d'exister, cette recherche n'est que mauvaise foi, tentative pour suspendre le halo de contingence dans lequel nous flottons en permanence. La contingence que nous ne pouvons éliminer nous assigne à l'injustifiable, à l'impossibilité d'éliminer cette certitude d'être en trop, que nous sommes décidément *too much*. Il n'y a là rien de nouveau sous le soleil. La frénésie d'exister signe l'aveu d'un dur métier de vivre qu'aucune normalité surplombante ne pourra résorber.

C'est un fait que nous ne restons pas en place parce que nous ne sommes pas à notre place. Courir signifie s'extraire de la place, nouer un pacte entre l'ici et l'ailleurs et souscrire à l'aveu que, là où je suis, je ne sais rien. Le déplacement est déplacement dans les pratiques comme dans les savoirs. C'est de cela que la course est le signe. Courir dans les savoirs revient à pouvoir se tromper. Comme le signale Canguilhem, il existe un lien fort entre errer et être dans l'erreur, mais la création d'un tel lien peut seule faire advenir du savoir. Pas de savoir si je ne me déplace dans les savoirs, si je ne remets en cause leur grande partition et si j'en reste là. Pas de pouvoir si je ne me déplace dans les pouvoirs et si je ne m'affirme comme quelqu'un qui, en droit, ne sait jamais à l'avance jusqu'où il peut aller. Courir signifie dès lors : je ne sais pas par avance ce que je saurai demain, je ne peux pas décréter par avance tout ce que je peux faire. Encore ne faut-il pas s'empresser de circonscrire, de ce fait, une philosophie de la course arrogante confondue avec une philosophie de la force. Tout procède de l'insatisfaction et tout doit y retourner. En ce sens, la course est aveu de faiblesse et entreprise pour lever toutes les frontières. Consentir à sa faiblesse, c'est devenir nomade, proposer encore et toujours des lignes de fuite, les déterritorialiser et composer ainsi ce que Foucault appela un « traité de la vie non fasciste ». Il faut rappeler en effet que le fascisme commence avec l'affirmation que tout est sédentaire et doit le rester, que le monde est en place une fois que les frontières sont affirmées et ont construit leur partition entre ici et là, entre amis et ennemis, entre les uns et les autres, entre les uns et les unes, etc. Au plus loin de cette justification des essences, il existe le coureur qui ne cesse de se déterritorialiser en composant son livre des fuites. Le coureur est fasciné par le nulle part, il est une sorte d'extra-terrestre.

Faites l'amour, pas la guerre

Et si courir à plusieurs était une manière de faire l'amour ? Quoi, il existerait d'autres façons de faire l'amour que les arts déclarés des érotologies officielles ? « Nous ne savons pas ce que peut un corps », écrivait Spinoza. Il semble qu'un corps ne s'arrête jamais au tracé de ses frontières dermiques ; le monde devient le corps du corps, les autres corps aussi. Parfois, on court pour être seul. La solitude du coureur de fond inaugure un cortège de doutes sur sa nature réelle. Qui est-il donc pour partir tout seul sur des chemins, entre midi et 14 heures, ou à la sortie du travail ? Est-ce qu'on peut vraiment faire confiance à un sujet qui s'éloigne ainsi, décrétant sa solitude ? La solitude est la grande hantise de la vie sociale, son impensé. La philosophie sociale et la sociologie n'ont eu de cesse de la traquer pour lui enlever tout pouvoir sortilège, tout risque redouté de contagion.

Parfois, on court pour être deux, en amis ; les échanges qui naissent de ces transports possèdent une sorte de douce folie qui les rend précieux, quoique souvent non utilisables, dès que la douche est prise. Si la conversation commence par des propos ordinaires sur la vie de tous les jours, vient le moment où ce bel ordonnancement de la raison ordinaire des choses dérape et cède la place à un emballement des propos qui crée une forme de décollage. Le dit est sans rapport avec le dire initial. Les propos sont hors de propos. Cette griserie fait la valeur de la course à deux ou à plusieurs.

Parfois, aussi, on court pour être une meute. Non pas à trois ni à quatre, mais pour être à l'intérieur d'une multiplicité. Ce devenir-meute de la course est fondamental. Que se passe-t-il quand on est pris dans la foule ? Chaque coureur reste seul, mais il est aussi avec les autres, tous sont emportés dans un même flux, hors d'un territoire initial. Comme l'écrivent Deleuze et Guattari, dans la meute, « chacun mène sa propre affaire en même temps qu'il participe à la bande[1] ». Former une meute, une bande, c'est l'une des grandes affaires des courses officielles. S'y expérimente une sorte de solitude démultipliée qui forme une fête en ce qu'elle renverse la logique de l'espace qui l'héberge. La ligne de fuite que constitue la meute des coureurs troue la ville d'une tangente radicale qui inverse momentanément les centres supposés du monde urbain. Deleuze et Guattari opposent les meutes et les masses : « La meute, même dans ses

1. Gilles Deleuze, Félix Guattari, *Capitalisme et schizophrénie 2 : Mille plateaux*, *op. cit.*, p. 47.

lieux, se constitue sur une ligne de fuite ou de déterritorialisation qui fait partie d'elle-même, à laquelle elle donne une haute valeur positive, tandis que les masses n'intègrent de telles lignes que pour les [...] boucher, les affecter d'un signe négatif[1]. » Les coureurs des grands marathons mondiaux ne forment jamais masse, car ils se dilatent le long d'une ligne de fuite qui organise la possibilité de la meute. La meute, nous disent Deleuze et Guattari, est un phénomène animal, c'est une manière de vivre à la bordure, de mobiliser les possibilités de la marge en expérimentant une intensité qui affecte toute la meute, lui donne son allure de multiplicité vivante. Dans la meute en mouvement, une intensité se forme qui est le vrai gradient dont cherche à s'approcher chaque coureur dans sa solitude. Parvenir à disloquer les contours de son moi pour rejoindre la meute, appartenir à ce nœud intensif est la grande affaire du coureur de fond. La ligne de fuite du marathon, d'un semi-marathon ou d'un 10 000 mètres n'existe que grâce à l'énergie que le coureur déploie pour s'affirmer membre de la meute. Pour cela, il importe qu'il n'accorde pas trop de crédit à sa figure individuelle. Se sentir relié aux autres devient une condition pour ne pas tomber dans le puits de solitude dans lequel il pourrait s'enfoncer à jamais, arrêt définitif synonyme d'abandon, s'il court définitivement seul sur la route. Le coureur est relié à la course par un « je sens » primordial. C'est

1. *Ibid.*, p. 47.

à l'intérieur de ce sentiment d'être relié aux autres tout autant qu'à une improbable ligne de corps en mouvement que peut s'amplifier la meute et advenir un monde de désirs.

La meute se constitue toujours en excès par rapport au territoire qui l'héberge faute de mieux. Elle passe dans les larges avenues, se déploie sur les boulevards, s'aventure dans des rues plus étroites comme un même fluide : elle se dilate au maximum et cette intensité qu'elle affirme construit sa multiplicité. Pour le spectateur territorialisé derrière sa barrière, il n'existe plus qu'une multiplicité. Les coureurs n'existent plus, c'est un même organisme vivant qui parcourt les artères de la ville. La meute est au plus haut de son affirmation ; les isolats singuliers se dissolvent dans l'intensité nouvelle qui coule comme un large fleuve. Ce n'est que bien plus tard que la meute s'effilochera à nouveau, perdra sa vitalité guerrière de corps multiple insécable pour expulser de son sein des individualités vigoureuses ou blessées, victorieuses ou anonymes. Car vient un moment, particulièrement dans un marathon, où des coureurs émergent comme la pointe avancée de la meute ; ce ne sont pas même des lièvres placés dans l'attente des futurs sprinters, mais des guerriers impeccables qui avancent comme des fusées sur des trajectoires qu'ils sont seuls à pouvoir former. Vient également le moment où la meute recrache ses détritus : on agonise sur les bas-côtés, on marche, on chancelle. On se réindividualise ainsi sur les deux bords de la meute, à l'avant et à l'arrière.

Des individus conquérants ou délabrés personnalisent la course : c'est la fin de la meute, le processus de contre-investissement d'individus qui ne se sentent plus reliés à une meute avec laquelle ils ont envie d'en découdre ou d'en finir. Mais la vraie vie est ailleurs : dans le cœur de la meute, c'est à un même exercice de dépersonnalisation que sont conviés les coureurs, une ascèse pour ne plus être soi, se laisser capter par la multiplicité. Chaque coureur passe par plusieurs corps dans la course et ces transformations incessantes sont nécessaires pour que puisse se déployer le grand corps. Il sera toujours loisible de se séparer au moment de l'arrivée, de reconstruire la logique du territoire. C'est un fait que pendant plusieurs heures ce dernier a été malmené par toutes les mobilités constituées en meute, par toutes les poussées qui se dispersent dans les rues, créent des arborescences fugitives. La course de la meute est une énigme qu'atteste la question de Deleuze et de Guattari : « Comment ne serait-ce pas dans de grandes étendues, et en rapport avec de grands bouleversements dans ces étendues, que coule tout d'un coup le minuscule ruisseau d'une intensité nouvelle [1] ? »

Et la course comme art de l'amour, comme nouvelle érotologie ? Boston, ville du premier marathon couru en 1897, ville de Bill Rodgers également. D'un côté, il enseigne la sociologie à la Wesleyan University, dans le Connecticut ; de l'autre, il pratique la

1. *Ibid.*, p. 47.

course à pied à fond. C'est à croire que ces deux formes si éloignées l'une de l'autre finissent par se rejoindre. Car s'il faut étudier comment l'on fait société d'un côté, c'est pour pouvoir mieux faire sécession de l'autre. Le sociologue s'éloigne de son savoir quand il court. Il cherche ailleurs une manière d'habiter le monde en solitaire, en sujet de nulle part, en anonyme. Et ces deux tendances s'affirment dans le corps de l'athlète. Rodgers se fait objecteur de conscience, dit non à la guerre au Vietnam ; il ne veut pas de la masse, il déclame comme des milliers d'autres le slogan de la jeunesse pacifiste « Faites l'amour, pas la guerre » ; on dit qu'il fume toutes sortes de choses, il n'en a cure, il se voit ailleurs, toujours ailleurs, voue une passion aux motos, il possède une Triumph 650 qu'il conduit sans casque. Et la course ? Elle apparaît comme une possibilité vitale de tourner le dos à la sociologie, comme une autre solution qui surgit à nouveau presque à l'improviste quand on lui vole sa moto et qu'il se met à courir plutôt qu'à prendre les transports en commun. Et cette ligne de déterritorialisation finit par resplendir en avril 1975, en pleine célébration du Patriot's Day (qui l'eût cru ?) par quatre victoires consécutives et le record des États-Unis.

Il faut donc dire ceci : courir est une capacité vitale, une allure de vie qui peut se marier à d'autres et inventer un art de vivre ensemble provisoire, maigrement délimité par un espace aussitôt troué par les lignes de mobilité des coureurs. La promesse de l'amour vient de la solitude de chacun. L'amour plutôt que la guerre, c'est la revanche de la meute sur la masse, le devenir anomal des vies qui se rassemblent pour inventer une figure, une ligne, une trajectoire, et faire œuvre. L'amour tient à cette possibilité de faire œuvre. Une œuvre collective, éphémère, qui abrite un style étrange, celui d'une meute.

Le sexe de la course

En règle générale, l'athlétisme, comme la plupart des sports, pratique la loi du genre, divise les courses en sexes masculin et féminin. À ma connaissance, il n'existe pas de sport réservé aux transgenres. Cette bipartition des sexes est fondée sur un argument fort, emprunté à la biologie. La nature de la femme n'est pas celle de l'homme, mais le sous-entendu est présent et affleure à la surface : elle n'est pas de taille pour lutter, elle n'a pas la force de l'homme. Il faut donc les séparer. Cette accréditation, par le sport, d'une nature de la femme distincte de celle de l'homme permet de reconduire toute une série de clichés sur la division des sexes qui est largement diffusée par les voisins du sport, journalistes, amateurs « éclairés ». C'est à croire que la construction sociale du genre est neutralisée par l'arrogance efficace des stéréotypes qui font le sexe des sportifs. Personne ne s'est avisé de revenir sur l'écart supposé entre les femmes et les hommes par une série de handicaps rétablissant une égalité dans la course.

Serait-il donc impossible d'envisager que les hommes partent après les femmes pour rétablir une équité permettant une mixité ? Le sport préfère la division des sexes à l'idéal de mixité. Il importe de créer la fiction d'une égalité de départ pour maintenir la légitimité de la concurrence démocratique à laquelle le sport renvoie en apparence. Cette fiction de l'égalité instaure des frontières strictes : elle se donne comme le miroir d'une société qui a la passion de l'égalité... en théorie.

Norbert Elias a proposé l'hypothèse convaincante selon laquelle le sport remplace la guerre. Il est une manière pacifique de régler les conflits entre nations. Il est donc la forme moderne du nationalisme. C'est ainsi que « les Jeux olympiques permettent aux représentants des différentes nations de s'affronter sans s'entre-tuer[1] ». Mais il s'agit d'un nationalisme doublé d'un égalitarisme. Le sport est censé construire la scène d'égalité en arrière-fond de laquelle la libre concurrence entre les sportifs peut être déclarée et devenir un miroir des conflits sociaux. Nous aimons voir dans le sport l'épure de la forme sociale moderne. Dans l'uniforme démocratie, le sport tient lieu de nouveau code d'honneur entre les cités, entre les nations, par équipes interposées. Cet honneur est l'incarnation fantasmée de ce que Tocqueville appelle « l'honneur démocra-

1. Norbert Elias, Eric Dunning, *Sport et civilisation : la Violence maîtrisée*, Fayard, 1995, p. 307.

tique[1] ». La passion de l'égalité fait advenir un sens de la distinction qui n'est pas en contradiction avec elle et rend possible une hiérarchie. Peu importe que cette égalité supposée soit en contradiction avec l'idéal de mixité qui tiendrait lieu d'égalité réelle.

Le cinéaste italien Nanni Moretti campe un match improbable de water-polo entre une équipe démocratique faite de jeunes hommes vigoureux aux corps athlétiques et aiguisés, carburant à la fiction d'égalité, et une équipe communiste composée de jeunes, de vieux, de filles, de garçons, de maigres, de gros, fonctionnant à l'égalité réelle. Dans cette mise en abyme de la fiction d'égalité à l'âge de l'excellence, les individus sont solidement assignés à leur sexe. Aucun moyen de sortir de son anatomie : c'est le drame du sport qui exemplifie les stéréotypes de genre et s'attache à performer la virilité des uns et la féminité des autres. Des jeux avec les codes sont toujours possibles, offrant aux joueurs de rugby de Paris la possibilité d'évoluer en rose dans un milieu hypermasculinisé. Mais ce ne sont que des gadgets qui ne vont pas bien loin. L'essentiel est que les sportifs soient reconduits à leur sexe, priés de le confirmer, de s'insérer en lui avec autant de vigueur que nous sommes performés sexuellement chaque fois que nous entrons dans des toilettes pour femmes ou pour

1. Alexis de Tocqueville, *De la démocratie en Amérique*, II, chap. XVIII, « De l'honneur aux États-Unis et dans les sociétés démocratiques ».

hommes, confirmant le marquage social de notre genre, confirmant que nous nous reconnaissons dans la division anthropologique [1]. Quand il arrive qu'un ou une athlète soit à la limite, ni homme ni femme, quand il arrive qu'il y ait du trouble dans le genre, c'est aussitôt l'effroi qui se double du scandale de la non-appartenance, lequel doit attester de la prise de substance interdite, de l'emprunt abusif de testostérone ou d'hormones en tous genres. Car le trouble dans les corps ne peut venir que d'une subversion de la loi du genre engendrée par la transgression de limites « naturelles » produite par l'entraînement du champion ou de la championne qui, de ce fait, n'a plus de contour sexuel distinct, devient un être flou.

Les ongles longs de Florence Griffith rassurent : ils affirment qu'une femme vit dans ce corps, alors que le corps androgyne de Caster Semenya inquiète, au point que la jeune fille de dix-huit ans qui remporte, lors des Mondiaux de Berlin, le 800 mètres femmes en 2008 en 1 minute 55 secondes et 45 centièmes se voit obligée par la Fédération internationale d'athlétisme de faire un test de féminité pour s'assurer qu'elle n'est pas une hermaphrodite. L'une sera soumise à la vindicte populaire : on songe à lui retirer son titre mondial et elle ne pourra courir pendant un certain temps. L'autre sera adulée et

1. Voir Erving Goffman, *L'Arrangement des sexes*, trad. Hervé Maury, La Dispute, 2002.

pleurée quand elle sera terrassée d'une crise cardiaque provoquée vraisemblablement par l'absorption massive de drogues. Nous aimons les sportifs drogués, mais nous n'aimons pas qu'ils soient ni d'un sexe ni d'un autre. Car ce trouble dans le genre remet en question les présupposés naturalistes de la fiction égalitaire démocratique, que l'idéal olympique porte dans sa fausse candeur : un esprit sain dans un corps sain. Si l'esprit et le corps sont *addicts*, la seule façon d'attester leur santé/sainteté est d'exhiber le destin naturel de l'athlète. Montrer le sexe du sportif devient l'attribut nécessaire à son lancement dans la compétition. Aussi faudra-t-il s'employer à construire les partages entre les corps en divisant à l'extrême les sexuations. Une bonne partie du commentaire sportif s'emploie avec réussite à cette tâche. Les sportives resteront féminines dans l'effort, tandis que les sportifs se « tireront la bourre » comme « des mecs ». L'homosexualité est exclue de ces descriptions, alors même que les descriptions font souvent référence à des stéréotypes homosexuels mis au service d'une division hétérosexuelle à renforcer et à amplifier. Aussi les sports sont-ils des amplificateurs de la division sexuelle, ils l'accréditent en envisageant le monde à la manière d'un ancien 33-tours doté d'une face A et d'une face B.

Est-il possible d'opposer à cette division des sexes, naturalisée par les types d'épreuves sportives et les médias qui s'y rapportent, un voisinage des sexes au sein de chaque épreuve sportive [1] ? Le marathon et les courses de fond sont parmi les seules épreuves auxquelles participent femmes, hommes, handicapés, jeunes, vieux, maigres, gros, etc. Le voisinage des sexes devient une coupe effectuée dans une mixité amplifiée. Mais il n'en a pas toujours été ainsi. Il fut un temps où le marathon n'était qu'une affaire de « mecs ». Si les marathoniens sont de vrais guerriers en lutte pour leur nation contre d'autres, alors le marathon ne peut être une affaire de femmes, puisque ce sont les hommes qui font la guerre. La stéréotypie masculine peut fonctionner à plein régime, car elle accrédite la figure de l'homme qui sort de chez lui pour faire la guerre et de la femme qui reste à la maison pour l'attendre. Toujours est-il que le premier marathon olympique féminin ne sera couru qu'en 1984 et remporté par l'Américaine Joan Benoit, mais au prix d'une séparation… tout olympique entre la course des hommes et celle des femmes. Il faut régresser en 1967 pour éprouver pleinement le sexe de la course. Les femmes ne peuvent, encore en 1967, participer au marathon de Boston. Des femmes pourtant courent, certaines avec dossard, comme Kathrine Switzer, poursuivie par un organisateur qui veut la faire sortir de la course, mais qui pourra terminer grâce à la protection des autres coureurs ; d'autres sans dossard pour déjouer les organisateurs, comme Roberta Gibb qui

1. J'emprunte l'expression de « voisinage des sexes » à Sabine Prokhoris, *Le Sexe prescrit*, Flammarion, « Champs », 2002.

termine première l'année précédente. Le trouble dans le genre est à son comble : pour prendre le départ, elle doit revêtir un « flottant » de son frère, se cacher dans un survêtement à capuche, se dissimuler derrière les buissons avant le départ. Quand elle s'élance, elle ne sait pas où elle va, quelle ligne de fuite, à l'instar du balai de la sorcière, elle a enfourché. Mais les autres coureurs ainsi que la foule l'encouragent à persévérer : c'est une clameur qui crée un filet de protection. Même le gouverneur Volpe sera contraint de lui serrer la main à l'arrivée. Aujourd'hui, le sexe de la course est devenu indistinct. On court ensemble. Dans la meute, il y a des femmes, des hommes, des jeunes, des vieux, des handicapés, de quoi former un monde sans frontières, condition d'une nouvelle philosophie pacifiste qui n'exclut pas les perceptions érotiques. Le peintre Malevitch l'anticipait, dont *L'homme qui court*, peint en 1933, peut être aussi vu comme une femme qui court. Certes, l'établissement des records, les classements reconstruisent un sexe de la course en recourant à la loi du genre pour faire à nouveau frontière. Mais l'essentiel est peut-être ailleurs, dans un devenir transgenre de la meute.

De la philosophie et des roses

Parfois, les personnages conceptuels deviennent, à la faveur d'une page, aussi vrais que les personnages réels. Ou alors ce sont des personnages issus des fictions qui poussent la porte du réel et s'aventurent jusqu'à nous. Regardant vers l'autre côté de l'Atlantique, il est permis de penser à tous ces personnages en fuite des romans nord-américains qui vont de l'Est à l'Ouest, ne cessent de repousser les frontières. La course à pied opère comme la littérature américaine, « d'après des lignes géographiques » dans lesquelles, « tout y est départ, devenir, passage, saut, démon, rapport avec le dehors [1] ». Comme la littérature, la course possède ses personnages qui vivent dans la géographie des devenirs, ne tiennent pas en place, même s'ils bougent, comme les nomades, de manière imperceptible. L'histoire de la course à pied est pleine de personnages réels métamorphosés en personnages

1. Gilles Deleuze, Claire Parnet, *Dialogues*, Flammarion, « Dialogues », 1977, p. 48 ; rééd, « Champs essais », 2008.

conceptuels, d'une montée en généralisation contenue dans les vies. Car des agencements inédits se font dans des vies et peu importe finalement de savoir qui les fabrique. Il suffit de savoir qu'ils existent, fictions au ras du bitume.

Prenons une vie qui se frotte au record du marathon en 1970 à Boston et le pulvérise en 2 heures 10 minutes et récidive trois mois plus tard en descendant cette fois sous les 2 heures 10 minutes lors des Jeux du Commonwealth. Mais qu'est-ce que ce genre de vie ? Une identité incertaine faite d'éléments hétéroclites cousus ensemble comme n'importe quelle vie, un dispositif singulier, un agencement qui travaille à faire se rejoindre des roses qu'il cultive, la philosophie à laquelle il s'adonne, la course à pied et sa carrière de chimiste. L'agencement auquel il parvient le propulse dans la galaxie des personnages conceptuels, car imagine-t-on, avant qu'une telle vie ne s'affirme, qu'elle puisse vraiment exister ? Est-il possible, en effet, que quelqu'un soit à la fois docteur en philosophie, jardinier, chimiste et marathonien ? Sur le papier non, mais dans la vie, oui. Il existe, effectivement, un exemplaire qui s'appelle Ron Hill et qui est à lui seul cet agencement improbable. Né à Accrington, une ville industrielle anglaise dans la région du Lancashire, il fréquente dès 1953 le club d'athlétisme de son comté. Une vie à déployer un style, à s'occuper à faire entrer l'espace et le temps dans d'étranges figures, et l'on imagine des roses poussant dans des serres bien chauffées tandis que la chimie des atomes pleut à l'extérieur et que les livres de philosophie attendent au bord du bureau. Une vie qui fait œuvre donc, qui ne cesse de faire style, jusqu'à parvenir à l'exploit de disputer des courses dans plus de cent pays différents, avec deux courses ultimes le long du canal de Panamá et sur les îles Féroé, déplaçant les espaces, les frontières, imprimant dans le corps les lignes de fuite, se faisant un corps de fuite, établissant le record jamais homologué de courir tous les jours sans exception pendant trente ans. « La ligne de fuite est une déterritorialisation [1] », écrit Deleuze. Il semble que la phrase a été écrite pour Ron Hill. Ne s'est-il pas mieux qu'aucun autre ri de toutes les frontières ? Sa vie entière n'a-t-elle pas été une immense ligne de fuite ? Est-ce dans l'intimité parfumée de la serre que s'est noué ce pacte avec l'ailleurs ? Est-ce la leçon des atomes de n'être jamais totalement ici ou là ?

Qu'est-ce qu'une vie, sinon cette capacité de sortir de tous les sillons attendus et d'en créer de nouveaux où il sera possible de se défaire de son corps ancien pour en gagner un autre ? Mais le corps de l'athlète n'est plus celui de l'organisme étudié par les biologistes qui fait route dans les univers tracés, il est une composition inédite et singulière entre des intensités étrangères les unes aux autres, une façon de faire monde. Faire se rejoindre les fleurs, la philosophie, la chimie et la course à pied, c'est construire un dehors

1. *Ibid.*, p. 47.

irréductible, c'est surtout l'amplifier jusqu'à pouvoir vivre dans le dehors en ne cessant de devenir marathonien, mais aussi jardinier ou philosophe. Dans tous les cas, il faut apprendre à devenir ! C'est cela le devenir conceptuel d'une existence, lorsque son aura de fiction est telle qu'il n'est plus possible de distinguer entre la réalité d'une existence et sa fiction. Deleuze écrivait : « Une fuite est une espèce de délire. Délirer, c'est exactement sortir du sillon [1]. » Quand une vie parvient à sortir du sillon, elle est devenue fiction, vie de légende. Et de fait, l'art du marathonien est un art qui ne cesse de fuir, de devenir toujours plus mobile, liquide. La liquidité, c'est l'état gazeux du temps que le coureur parvient à éprouver quand il est en plein dehors, en état d'apesanteur ou presque et que son corps s'est à ce point dilaté qu'il ne se laisse plus ramener à un point fixe, véritable capteur identitaire, mais qu'il parvient à traverser des états de corps qui sont des états du monde.

1. *Ibid.*, p. 51.

Cyborg

Et si l'athlète, à force de courses, de boissons vitaminées et d'équipements se construisait une vie de cyborg ? « Retenons, écrit Thierry Hoquet, que cyborg est un terme-alliage, composé pour décrire une réalité qui ne l'est pas moins : le couplage entre une forme artificielle et une forme naturelle, entre deux modes de régulation, une machine cybernétique et un organisme [1]. » Le cyborg n'est pas une machine, il est l'irruption de la machine dans l'organisme, « le moment de l'être humain comme machine, défini, rendu puissant, gouverné, dirigé et motivé par les mêmes formes que les machines [2] ». Le cyborg jette un soupçon sur la pure naturalité, il vicie la belle organicité. Serions-nous sans ancrage dans le corps des choses ? Troublés par les attelages techniques qui nous

1. Thierry Hoquet, *Cyborg philosophie : Penser contre les dualismes*, Seuil, « L'ordre philosophique », 2011, p. 29.

2. Allison Muri, *The Enlightenment Cyborg*, cité par Thierry Hoquet dans *ibid.*, p. 29-30.

équipent, nous avançons en direction des cyborgs, appareillés de prothèses miniaturisées. Courir serait-il donc un moyen de se rendre cyborg ? Avancer vers une telle hypothèse requiert que la course ne nous laisse pas en l'état et demande des perfectionnements qui sont peu à peu incorporés, induit des circuits de performance qui ne se réfèrent plus uniquement à l'hypothèse de la nature. Sous ces conditions, le corps de l'athlète finit par devenir un corps composite, alliage de zones naturelles et d'éléments artificiels. Dans les circuits toujours plus intégrés qui se superposent au corps se déplacent les coureurs-cyborgs, loin des spontanéités récalcitrantes des corps ensauvagés, au plus près d'une programmation d'ingénieurs qui aurait enfin pris le dessus, et transformé les corps de pauvres bougres en machineries automatisées implantées à même les organismes.

Une vie qui a poussé dans les mauvaises herbes peut ainsi, pour peu qu'elle soit remontée comme une horloge suisse par quelque entraîneur roboticien, devenir une vie cyborg. Loin que le coureur s'ensauvage, il semble au contraire qu'il n'ait de cesse de domestiquer en lui la sauvagerie pour la porter ailleurs, ou plutôt pour se porter hors d'elle, dans une sorte d'invulnérabilité qui le fait ressembler à une sorte de Terminator des routes. Il semble dès lors que c'en soit fait de la sueur mortelle qui fait sa fragilité. *Exit* la transpiration et, avec elle, la faiblesse des corps qui ne peuvent retenir leur eau. Le nouvel alliage que se forme le coureur sous l'inspiration de son entraîneur est censé garantir un agent pleinement actif, « rejeton illégitime du militarisme et du capitalisme patriarcal[1] ». Il est vrai que le cyborg épure la vie, lui crée les formes futuristes nécessaires à des usages impitoyables. Se répandent dès lors, sous les injonctions à devenir cyborgs, des pressions hygiénistes à valeur illimitée qui, sous couvert de démultiplier l'obsession du corps amplifié par l'effort, proposent un décollage tous azimuts hors des pressions artérielles du corps-organes. Le coureur, à force d'entraînements, de régimes spéciaux et de préparations, se fait un nouveau corps et finit par devenir une substance hybride, un composite aux performances illimitées.

C'est que, comme le note Haraway, il existe au cœur du projet-cyborg une double pression croisée du virilisme armé et du capitalisme arrogant. Car il semble bien que notre présent soit un présent cyborg où compte la nécessité de se faire une armure d'invulnérabilité, une solidarité d'arrogance entre des forces souveraines. Aujourd'hui, le coureur est l'un des prototypes qui testent la coagulation illimitée des techniques et des sciences dans les corps machinisés à outrance. C'est à croire que nous ne sommes jamais nés, que notre vulnérabilité n'existe tout simplement

1. Donna Jeanne Haraway, *Manifeste Cyborg, et autres essais : Sciences, fictions, féminismes*, éd. Laurence Allard, Delphine Gardey et Nathalie Magnan, Exils, « Essais », 2007, p. 33.

pas, tellement nous sommes tendus vers la possibilité surhumaine. C'est ainsi que nous nous éloignons de notre naissance, mais nous y sommes pourtant ramenés à la moindre blessure ou défaillance.

Toucher terre

Courir est une affaire de granulométrie. L'on imagine à tort le coureur comme un scaphandrier qui traverse les espaces en état de lévitation. Mais en réalité, tout est affaire de grain, grain de sable, gravier, crissement des chaussures sur le bitume. Un courant d'architecture, au début du XXe siècle, en eut assez de la célébration inconditionnelle de la vision, déclara ouverte la chasse aux perceptions insolites, s'enquit des différentes rugosités du sol et imagina des parcours muséaux à partir des pieds, du seul frottement des pieds contre le sol. Plutôt que d'en appeler au discernement cognitif du spectateur grâce à une signalétique visuelle indiquant les emplacements des collections, il s'évertua à ce que l'on touche terre à nouveau et s'employa à tracer des parcours subjectifs dans le musée en fonction de la texture du sol. Des déambulations nouvelles en résultèrent, en rapport avec l'occupation des sols. Une ligne dure dessinait un lieu de déambulation dans le musée tandis qu'une autre ligne, élastique à souhait, offrait un tout autre voyage.

C'est ainsi qu'il faudrait procéder plus généralement, à partir de ses pieds plutôt que de sa tête. Les univers démarrent dans le grain fin du sol, dans sa texture sauvage qui ne se laisse pas aisément dompter.

Alors il faudrait dire ceci : les coureurs d'aujourd'hui sont des architectes éphémères qui inventent des trajectoires spatiales qu'ils sont les seuls à pouvoir tracer de la sorte, au plus près des possibilités du terrain. C'est que le coureur est un être tout-terrain. Sa gloire, il ne la tire pas d'une quelconque antécédence d'un projet radieux, mais de l'exploration méthodique d'un terrain. C'est dans l'improvisation de ses possibilités de terrain qu'il fait œuvre. Quand soudainement, de manière non préméditée, il décide de tourner à gauche plutôt qu'à droite, de passer entre ces deux voitures, de longer la file de bus, c'est une méditation nomade qu'il élabore, le contraire d'une rationalité de surplomb, arrogante. Ou bien il lui arrive aussi d'avoir tracé à l'avance dans sa chambre mentale le parcours qu'il empruntera au grand air un instant plus tard, mais c'est pour se donner une sorte de répondant face à un monde qu'il sait plus vaste que lui. Qu'il se perde ou qu'il déplie une ligne de vie dans le bazar urbain, il se fait ethnologue de passage : à lui de se laisser absorber par la vision la plus sublime ou la plus banale, tout cela n'est qu'une remontée de terrain qui a démarré dans les chaussures, par ses frottements répétés sur le bitume qui, à un moment, devient terre ou herbe folle, chemin sablonneux.

La course est un art de la percussion. Il faut que le corps tape de manière répétée sur un sol. Cette répétition est la condition d'un chemin de calvaire ou de quasi-transe. Répéter la percussion, c'est produire un rythme. En ce rythme s'élaborent des agencements éphémères non prémédités, un corps entre en relation avec un terrain, forme une figure qui parfois se prolonge en ombre quand le soleil est de la partie. Ces figures, personne ne les voit vraiment, elles naissent entre 6 heures et 7 heures du matin ou entre midi et 2 heures, ou le soir, n'importe quand, en fait ; elles ne sont pas programmées, mais elles affirment une solidarité avec les choses qui est d'abord une solidarité avec le grain particulier d'un espace. Est-il tendre, est-il dur, est-il mou ou mouillé ? Et tous les changements qui s'opèrent sous les pieds deviennent des changements dans le corps, qui parfois se rallonge, parfois se rétrécit, mais capture toutes les roches concassées, miettes de bitume, en aspirateur hors norme. Car il ne faut pas s'y tromper. L'on ne court que pour mieux sentir le sol. Pas besoin d'une boussole ou d'un baladeur, oubliez les chronomètres, l'important est de percuter le sol, de le sentir, de s'allier à lui momentanément, ou de lui faire la guerre. Qui n'a pas désiré se sortir de ce guet-apens tendu par une route à n'en plus finir, où l'on se sent comme aspiré et englouti par cette noirceur sans relief que même le soleil d'été ne parvient pas à abîmer, zébrée seulement par les brillances de ses rayons ? Mais qui n'a pas désiré aussi prolonger cet étroit sentier sablonneux faisant le tour d'un lac et brusquement arrêté dans le nulle-part d'un amas de broussailles ?

Être un philosophe tout-terrain, c'est au fond ceci : quitter un instant son chez-soi et inventer les « routes-œuvres » d'un espace illimité pour mieux faire se rejoindre le vaste dehors et la minuscule granulométrie de ce qui se cache sous les pieds. Le philosophe allemand Husserl a écrit le livre définitif du marcheur quand il a écrit que *La Terre ne se meut pas*. Quand on marche effectivement, on ne peut que croire à l'immobilité du sol. Mais cela est le point de vue du marcheur et non du coureur. Car ce dernier n'est autre qu'un principe d'accélération qui met en mobilité l'univers. Toute l'immobilité d'un monde se décompose. Courir, c'est restituer leur vitesse aux choses, c'est comprendre que tout est rythme. Mais il ne faut pas s'y tromper. Ce n'est que parce qu'il percute le sol que le coureur le dilate au point de lui rendre toute sa mobilité. Percuter, c'est produire un *tempo*. Le batteur, en jazz, ne se contente pas de rythmer le phrasé d'une mélodie qui lui échappe et que restituent à pleine bouche le trompettiste et le saxophoniste : il invente le temps dans lequel se coulera le pianiste, et ce temps ne lui appartient pas en propre, car il est scandé de tous les temps. Un fait n'a pas été suffisamment médité : le batteur est sur place, mais sa place n'est pas de cette place, car il percute le temps, et crée la mobilité qui l'emporte ailleurs. Aussi faut-il dire ceci : le coureur est une sorte de batteur qui *mélodise* le sol, en faisant temps là où il y a espace.

C'est par la percussion que l'on s'arrache à l'espace et que l'on entre dans le temps. C'est ce temps-là qui fait œuvre, qui crée la figure mouvante et invisible que seul l'enfant aurait l'idée de saisir si, suivant la trajectoire du coureur en ville, reconstituant patiemment les rues empruntées, il lui venait à l'idée de tracer la ligne qui relie tous les segments d'espace, et de composer le genre de figurine imaginaire qu'il a plaisir à reconstituer quand, sur la feuille saturée de petits chiffres et de croix, il reconstitue patiemment la silhouette d'un lion ou le contour d'un zèbre.

« Il est plus facile de penser la fin du monde que la fin du capitalisme »

On se souvient de ces vignettes qu'on trouvait dans les livres reliés ou de ces gravures parcheminées : on y voit en noir et blanc une silhouette montant un cheval au galop. Les traits elliptiques composent le corps d'un chevalier venu de nulle part. Ce sont les cavaliers de l'apocalypse venus prévenir de l'imminence du désastre : la catastrophe est invisible, mais elle s'annonce. Car, à part eux, personne n'y croit, personne ne voit rien. Ils galopent au bord d'un gouffre qui est seulement attesté par la réalité de leurs courses. Une course est toujours une sorte de petite apocalypse qui désagrège l'évidence du déroulé horaire impeccable. Intercaler sa *sortie* dans une journée chargée à bloc relève parfois de l'exploit. Il ne faut plus penser à rien d'autre qu'à cela, *sortir*, et c'est seulement quand le besoin impérieux de courir ne passe pas, que l'obsession est trop intense que l'on se précipite dans l'heure la moins pleine de la journée pour commettre l'irréparable, le joyeux bouleversement de la journée qui se paiera tôt ou tard. Le plaisir du coureur tient alors du plaisir du fraudeur. Il a égratigné un emploi du temps et il se laisse enivrer par sa jouissance toute nouvelle. Qu'il accélère parce qu'il est soudainement pris de remords n'y changera rien. Ce léger décalage dans l'ordre des choses relève de lui seul, c'est une sorte d'œuvre au noir qu'il s'impose par ascétisme. Mais c'est un ascétisme sans relief.

Sa seule gloire vient de l'opiniâtreté d'une vie qui se tient à une idée fixe, invente l'obsession qui, tel un puits au centre d'un jardin, vient situer à sa place propre chaque élément d'un monde. C'est sûrement folie que de s'accrocher à cette idée, car il y a incontestablement mieux à faire. Et l'ascétisme qui se déploie dans la vie du coureur est alors dérisoire : revendication d'une passion triste où se lever tôt rime avec des manières frugales de déjeuner et compose une épure de l'appauvrissement. Il peut même sembler alors que la passion de l'abrutissement ne soit pas loin, tant la répétition de ce geste au fil des jours apparaît comme pure dépense, non-sens solitaire dépourvu de toute grandeur. Qu'est-ce qui justifie une telle sottise ? Rien d'autre peut-être que de pouvoir s'adonner à l'intensification d'une idée fixe, à l'approfondissement de ses conditions de possibilité. Courir, c'est en effet apprendre à se fixer sur l'idée de courir, c'est faire que la course devienne une idée fixe. C'est cela que le coureur recherche : cet état de fixation qui n'est pas loin d'une sorte de sidération. Atteindre le plaisir de la fixité en se rendant disponible à la mobilité : tel est le paradoxe du coureur. Résoudre ce paradoxe signifie ceci : atteindre l'idée fixe revient à se trouver perpétuellement en manque de mobilité. Ce manque est éprouvé dans le corps. Aussi le corps du coureur devient-il un corps en manque. Mais ce manque est le revers de l'idée fixe. En lui s'affirme l'incomplétude de son territoire corporel, son besoin incompressible de se brancher sur un point à l'extérieur qui le tirera vers un ailleurs. Par la course, nous réalisons que nous ne nous appartenons pas, que notre monde n'est jamais arrêté, figé. Bien plus, la joie de se défigurer, de se dé-délimiter est une condition *sine qua non* de l'apprentissage du dehors qu'est l'art de courir. Apprentissage du dehors et non maîtrise du dehors ! Apprendre du dehors plutôt qu'apprendre le dehors !

Si l'on se demande à quoi sert de répéter ainsi obsessionnellement la course jour après jour, il faut bien avouer qu'aucune réponse évidente ne vient vraiment à l'esprit. On pourra toujours alléguer que le coureur sécrète sa drogue et que cette sécrétion crée les hallucinations futures que le macadam absorbera en apparence. On pourra également soutenir que le capitalisme engendre ses hymnes à la mobilité et que la course en est la métaphore la plus accomplie : les marathons ne se sont-ils pas développés dans les grands centres urbains financiarisés ? New York, Londres, Paris, Amsterdam... C'est à croire que courir sur le pont de Brooklyn est un gage par lequel est authentifiée la réussite d'une vie, une sorte de pèlerinage moderne obligatoire pour quiconque veut se sentir dans le coup et s'affirmer comme un sujet triomphant. Alors il faudra dire ceci : courir n'est plus une petite apocalypse du quotidien, mais une apologétique du capitalisme illimité qui teste jusqu'à plus soif l'élasticité des choses, la possibilité d'être plastique, adaptable. Mais la condition de cette apologétique suppose la certitude de rester un individu : plus je souffre, plus je suis certain que j'existe, et plus en retour j'affirme mon héroïsme dans le fait de vaincre la souffrance qui pourrait me terrasser. C'est une transposition banale de la scène de l'apocalypse. Un pas de plus et je pourrais me décomposer, mais un pas de plus et je pourrais aussi retarder ce moment de la décomposition et m'affirmer contre la souffrance qui, cette fois-là, ne m'a pas anéanti. La tentation du coureur est d'aller toujours plus loin pour voir jusqu'où il peut aller. 10 kilomètres n'y suffiront pas, 20 non plus, 40 sûrement, 100 à coup sûr. Faire le pas qui frôlera la ligne au-delà de laquelle se laisse entrevoir une sorte de néant, l'infinie décomposition de tout, c'est cela que le coureur recherche, atteindre des intensités, des zones de turbulence du soi, que le coureur recherche et redoute à la fois.

Que le capitalisme ait mis en forme cette pulsion de la mobilité en donnant à cette recherche une scénographie hollywoodienne n'a, tout compte fait, rien d'étonnant si l'on songe qu'il s'est toujours efforcé de coder les flux, d'amplifier les économies libidinales par lesquelles les sujets sont pris au piège de nouvelles servitudes. Créer le spectacle du pur effort semble être dès lors l'un des points majeurs de l'imaginaire libéral et plus encore néolibéral. Il est certain que le capitalisme s'emploie à faire se rejoindre cette recherche de l'intensif, que le coureur affirme dans ses raids, et le spectacle du pur effort. En ce spectacle pourront se déployer, dans la nouvelle jeunesse de corps presque mis à nu, les affirmations souveraines des masculinités et des féminités d'aujourd'hui. En ce spectacle pourra s'affirmer également de manière légèrement subliminale l'insolence de l'effort liée à des foyers de subjectivation en rapport avec un tel effort. Même le *trader* avide de gains trouvera dans cette économie corporelle de l'effort la certitude de sa rédemption. L'effort qu'il manifeste lorsqu'il court forme le miroir légitimant des risques qu'il prend dans son métier affairé. La mise en spectacle de cet effort à laquelle s'emploie le capitalisme avancé lui donne certes la certitude que sa vie n'est pas insensée, mais davantage, elle le plonge dans le bain de jouvence nécessaire au déploiement de son zèle capitalistique. Pourtant le corps de l'argent recouvrant le corps du coureur, c'est le piège tendu par la toile d'araignée de l'économie mondialisée. Qui nous ferait presque croire que nous coulons dans le flux financier, aussi liquides que le liquide, que nous participons de la même essence.

Mais il ne s'agit là que d'un recouvrement, d'un simulacre, d'une spectacularisation de l'idée fixe qu'affirme le coureur quand il essaie, vaille que vaille, de faire sa sortie. Car l'essentiel se joue cependant ailleurs. Si l'essence de la course est cette nécessité de s'en tenir à l'idée fixe de courir, la spectacularisation capitalistique de la course n'est qu'un simple habillage. En vérité, la course est métaphore du capitalisme, mais le coureur est également celui qui déconstruit les flux capitalistiques, par le simple fait qu'il se tient à une idée qui ne regarde que lui, dont il est seul à pouvoir cerner les contours.

Deux Anglais et les continents

À un certain moment, ils seront deux sur Terre et seulement deux. Ils ne se quittent plus même s'ils ne s'aiment pas. Ce sont deux sujets de la couronne britannique. Où qu'ils aillent. Et ils vont loin, et très vite. Le premier s'appelle Sebastian Coe. Il est né en 1956 dans le quartier de Chiswick à Londres. Il n'est pas pressé de démarrer l'athlétisme. C'est à quatorze ans seulement qu'il fait ses débuts dans le club de son quartier, poussé par son père. Cinq ans plus tard, il gagne son premier titre national junior sur la distance de 1 500 mètres, et obtient la médaille de bronze junior à Athènes la même année avec un temps de 3 minutes 45 secondes et 1 centième. À vingt et un ans, il est champion d'Europe en salle sur 800 mètres, conquiert sur cette distance le record de Grande-Bretagne en 1978. C'est alors qu'il rencontre Steve Ovett, né en 1955 dans le Sussex à Brighton, qui s'est fait remarquer dès 1971 et a également remporté le Championnat d'Europe junior à dix-huit ans. Ce sera à Prague en 1978, aux championnats d'Europe. Steve devance Sebastian sur le 800 mètres et arrive deuxième de l'épreuve en battant le record britannique en 1 minute 44 secondes et 8 centièmes avant de triompher sur le 1 500 en 3 minutes 35 secondes et 59 centièmes. Un match dans le match. Plus tard, à Londres, Sebastian reprend le record britannique que lui avait chipé Steve. Ces deux-là ne se quitteront plus. Même quand ils sont aux deux extrémités de la piste, viendra toujours le moment où ils tourneront ensemble et allongeront la foulée de conserve, l'un dans l'épaule de l'autre.

Il y a le petit Sebastian et le longiligne Steve. À force d'évoluer ensemble, ils forment un tandem, une individualité à deux corps, tant et si bien qu'il devient impossible d'appréhender l'un sans se rapporter à l'autre. Et tel le narrateur proustien qui ne parvient, à l'ombre des jeunes filles en fleurs, à saisir l'individualité de chacune sans la rapporter aussitôt au groupe qui les rassemble toutes et devient le seul individu réel, je ne peux, enfant devant mon écran, me demander ce que fait l'un sans aussitôt voir surgir l'autre. Qu'il doit être difficile d'être adversaire dans de telles circonstances ! Le sport promet gloire et individualité au vainqueur. Mais quand deux champions ne peuvent plus être séparés l'un de l'autre, c'est une individualité à deux têtes qui émerge.

Pour mieux se persuader qu'ils existent séparément, ils se fuient l'un l'autre et évitent de se rencontrer. Ils continuent à lutter cependant, mais à distance, par chronos interposés. Chacun se met alors à exister et à croire qu'il est seul au monde, sans son frère jumeau qui lui rend la vie impossible. La gloire ne peut être le fait que d'un seul, pas de deux. Steve en 1978, Sebastian le temps d'un été en 1979 en s'adjugeant les trois records mondiaux du 800, du 1 000 et du 1 500. Il est décoré « sportif de l'année » par la BBC. C'est bien le moins. En 1980, il s'adjoint le record du monde du 1 000 mètres et possède ainsi tous les records du demi-fond. Et Steve ? Il attend son heure.

Le grand match entre les deux a lieu à Moscou en 1980. Malgré l'appel au boycott de Thatcher, ils se rendent en URSS pour mettre fin à leur guerre froide. On assiste à une inversion surprenante. Sebastian, qui est depuis deux ans invaincu sur 800, cède devant Steve, lequel profite d'un faux rythme pendant 550 mètres et de la mauvaise position de Sebastian en queue de groupe, et parvient ensuite à contenir l'accélération de Sebastian sur les 250 derniers mètres ; mais Steve se laisse distancer – alors qu'il est invaincu sur cette distance – par Sebastian sur le 1 500, auteur de 12 secondes sur le dernier 100 mètres. Chacun a couru en somme dans la peau de l'autre. Les individualités chèrement acquises dans des courses à distance sont tourneboulées le temps d'une rencontre.

Ces échanges de positions ne sont pas des coquetteries. La vitesse et l'accélération rendent les individualités fongibles. Arrive le temps où les existences ne sont que les stabilisations précaires de rythmes qui existent pour eux-mêmes. Steve et Sebastian ne sont plus que des noms pour désigner les purs phénomènes de la vitesse. Peu importe, de ce point de vue, que Steve reprenne la même année le record du monde du 1 500 dans le stade de Coblence. Ce qui s'annonce, ce sont des jeux de chaise musicale. Chacun essaie à tour de rôle. Si Sebastian consolide le record du monde du 800, Steve et Sebastian ne cessent de se reprendre à tour de rôle le record du 1 500. Chacun vit ainsi dans l'ombre de l'autre. La gloire n'y change rien. C'est une gloire partagée.

Même les maladies semblent partagées. D'abord Sebastian, atteint d'une mononucléose, puis d'une toxoplasmose qui le prive des premiers championnats du monde d'athlétisme à Helsinki. Ensuite Steve, terrassé par une crise d'asthme lors de la finale du 1 500 aux Jeux olympiques de Los Angeles en 1984, laissant filer, effondré sur le bord de la piste, la comète Sebastian qui en profite pour battre le record olympique, alors que ce dernier venait d'échouer sur le 800 juste derrière le nouveau prodige brésilien Joaquim Cruz. Sebastian, après sa victoire, se contente de déclarer sobrement : « Revenir d'une année olympique, c'est très difficile, ce fut une terrible bataille mentale. Après tous les soucis et tous les doutes qui m'ont assailli depuis 1982, j'éprouve un bonheur plus intense qu'à Moscou. » Quatre ans plus tard, Sebastian court toujours. Il n'est pas sélectionné pour les Jeux olympiques de Séoul, mais parvient à décrocher l'un des meilleurs temps de sa carrière sur 800 mètres en 1 minute 43 secondes et

34 centièmes, récidivant à Berne en 1989 à l'âge de trente-trois ans.

On dit souvent que l'athlète d'exception acquiert une individualité hors norme et finit par devenir une légende. On traque en lui les moindres faits et gestes. Mais avec Steve et Sebastian, les choses en allèrent autrement. L'un fut la gloire de l'autre tant et si bien qu'au bout du compte ils cessèrent d'exister pour eux-mêmes et devinrent une hydre à deux têtes, impossibles à départager.

Désynchronisé

Et s'il s'agissait, avec la course, davantage d'une médecine que d'un spectacle ? Ne pourrait-on suggérer, en effet, que courir équivaut à devenir le médecin de soi ? Mais de quel mal souffre-t-on ? Peut-être d'un mal contemporain lié à l'accélération de toutes choses, à l'infinie fragmentation de nos vies que le sociologue Harmut Rosa a nommé la « désynchronisation ». La désynchronisation pourrait désigner le fait d'être pris dans des activités à ce point différentes qu'il n'est plus possible à quelqu'un de les accorder entre elles. À l'origine, elle est un différentiel engendré par l'impossibilité de rendre consonants deux modèles techniques, régis chacun par leurs propres normes. Les performances techniques permettent cependant de resynchroniser son téléphone portable en le raccordant à son ordinateur pour que la suppression des messages que l'on opère sur son mobile puisse se reporter sur l'ordinateur de bureau. On voit par là que synchroniser est l'enjeu des appareillages techniques, que c'est une possibilité adoptée par notre monde pour répondre à la désynchronisation qu'il semble lui-même engendrer inexorablement. La question est d'importance : il faut rendre les dispositifs congruents les uns avec les autres, les laisser converger vers un modèle commun de mise à disposition.

Mais ces possibilités techniques sont-elles des possibilités ordinaires ? Harmut Rosa donne un exemple intéressant : analysant l'accélération du temps en régime démocratique, il souligne que la personne qui autrefois écrivait dix lettres, dans le même temps, maintenant écrit 50 e-mails, mais doit en retour répondre à 100 e-mails : la voilà donc, sous couvert d'une invention qui prétend lui faciliter la vie, prise dans un dispositif qui l'assujettit en la forçant à prendre au total plus de temps qu'elle n'en aurait passé dans sa correspondance. Le sens que revêt l'activité quotidienne et répétée de vider sa boîte mail s'apparente alors à une nouvelle figure de Sisyphe levant son rocher, remontant péniblement de mail en mail jusqu'au sommet de sa boîte de réception, avant que de dégringoler tout en bas et de se retrouver submergé par une marée de nouveaux mails. Cette image de Sisyphe nettoyeur de ses écuries électroniques permet de revenir sur les dégâts contemporains de la désynchronisation. L'écriture électronique dispersée en autant de messages n'est en effet que l'un des fragments de soi auxquels est confronté le sujet moderne qui ne cesse de se morceler dans des activités qui s'accélèrent de plus en plus et qui, en elles-mêmes, aboutissent à autant de fragmentations que leur résolution l'exige. Pris dans un tel tourbillon de la multiplication infinie des tâches à accomplir, le sujet court le risque d'être désynchronisé, de ne plus pouvoir se concentrer dans une idée de soi qui excède la polysémie incalculable des actes à accomplir.

Il semble dès lors que la course à pied soit une ultime tentative pour se resynchroniser. C'est en cela qu'elle peut être une médecine. Quand les désynchronisations s'imposent, du fait de la fragmentation d'une vie dans des activités multiples, dans des espaces et des temps différents, et que la vie ordinaire frôle la décomposition avancée, il reste la possibilité de l'idée fixe, la culture de l'idée fixe par laquelle se réorganise un monde, une vie. La course tient lieu d'antidote à la désynchronisation. En la répétant quotidiennement, en l'emportant dans ses déplacements, en courant malgré les décalages horaires, ce n'est pas seulement un style de vie qui s'affirme, mais bien la possibilité d'un recentrage sur soi du monde. Le narrateur proustien se souvenait que, lorsqu'il était enfant, s'opérait une désynchronisation chaque fois qu'il changeait de chambre, au cours de ses voyages vers Balbec : venait un temps où tout était sens dessus dessous, où même l'espace intérieur de la chambre était méconnaissable, tant s'y superposaient et s'y confondaient les autres chambres qu'il avait connues. Puis s'opérait la magie du réveil, la possibilité de remettre mentalement les meubles à leur place, de disposer d'un espace à soi, d'une chambre à soi. Peut-être courir tient-il de cette épreuve-là, de ce désir de restaurer la chambre portative dont toute vie a besoin pour s'affirmer comme vie.

Dégage !

Lors du printemps arabe de 2011, on put lire ces écriteaux tenus à bout de bras par des manifestants tunisiens épuisés : « Ben Ali dégage ! » Cette injonction, amplifiée en Égypte par les milliers de manifestants de la place Tahrir, faisait suite à l'immolation d'un ancien étudiant reconverti par nécessité en vendeur à la sauvette. Que signifie « dégager » ? En aucun cas il n'était question d'entrer dans un processus au terme duquel le souverain déciderait, tout compte fait, de s'en aller, après avoir solidement pesé les arguments. Le cri de ralliement, « dégage ! », suspend ce train de sénateur. Ce qui est attendu, c'est bien une réponse précipitée qui annulera, dans la course pour quitter le pouvoir, l'infamie d'un règne. Il faut donc que le souverain se presse, prenne les jambes à son cou et s'en aille. S'il rechigne à le faire, son pouvoir consistera alors à ralentir les choses, à imposer un faux rythme pour mieux distiller son autorité et l'asseoir autrement. Il est intéressant de remarquer que la métaphore de la course est implicitement employée pour suggérer, mieux que l'urgence du départ, la volonté de nettoyer, grâce à la précipitation dans le départ, une terre souillée par un règne dictatorial. L'empressement à partir est alors le revers de la course au pouvoir, une sorte d'exercice de la décorporation du pouvoir qui doit remballer en sens inverse ce qui avait été précipitamment emballé dans la prise de pouvoir, et qui ensuite s'était éternisé pour mieux faire croire à sa fausse éternité.

Il est rare que les émeutes commencent au pas de course. En général, elles sont anoblies par la lenteur de la marche qui leur confère une majesté de la rue. Dans le meilleur des cas, cette lenteur équivaudra à un surplace. Les marches des lundis dans l'ex-Allemagne de l'Est eurent vocation à devenir immobiles : en elles s'enlisèrent les cérémonials obscènes des marches militaires le long de la Karl-Marx Allee. Ce sera marche contre marche. Mais l'une est de l'ordre du défilé, elle passe droite et plombée comme la projection d'un ordre froid, tandis que l'autre obéit à une pulsion de vie et de liberté. Quand la marche s'immobilise, comme sur la place Tahrir, c'est qu'elle a atteint sa densité maximale et que les manifestants n'ont plus besoin d'avancer. Immobiliser le pouvoir dans un jeu de face-à-face, c'est le restituer à sa vanité de pouvoir usurpé. La seule solution pour lui sera d'en appeler à la dislocation, d'embraser les forces de l'ordre pour qu'elles chargent et malmènent l'exercice de lenteur des manifestants. Quand la seule possibilité des manifestants sera de fuir dans les ruelles étroites du Caire, les policiers pourront les poursuivre avec ardeur, les traquer et devenir à nouveau les chiens sauvages des gouvernants. Courir s'imposera alors comme une sorte de capitulation, l'impossibilité de tenir la marche et plus encore le *sit-in*. La course redeviendra l'option des pauvres. Miséreux de tous les pays, courez !

Il existe une pauvreté de la fuite, mais il existe aussi une joie du « dégagement ». La pauvreté tient de la fragile rébellion des corps qui ne sont soudainement plus assurés d'être en état de marche et qui doivent détaler pour rester en vie. La joie s'affirme comme la revanche des pauvres face à l'impudence du monarque. Lui qui se tenait là sur son trône invincible, confondant son corps scélérat de souverain avec le corps immobile de la souveraineté, le voilà, face au cri de la foule : « Dégage ! », obligé de se presser vers la sortie et, qui sait peut-être, de déguerpir avec la vitesse d'un coureur. Mais quel étrange sportif que le monarque ainsi éconduit ! C'est une masse sombre qui peine à bouger, embourbée dans sa richesse et dans les drapés interminables de ses vêtements, qui s'efforce maintenant de se déplacer plus vite dans les longs couloirs du palais. Mais le corps du souverain n'est pas le corps d'un coureur, et son apprentissage de la mobilité pourrait prêter à rire s'il n'était pas, encore il y a peu, ce dictateur pouvant envoyer d'un frôlement de cils quelqu'un à la mort. Le cri de ralliement « Ben Ali, dégage ! » rappelle, au bout du compte, qu'il existe un au-delà du décorum du pouvoir. Que les corps des tyrans ne parviennent plus à se mouvoir, c'est la preuve qu'il existe une physique des pouvoirs en laquelle la marche des récalcitrants peut devenir le support actif et opiniâtre à une demande d'*exit* adressée au pouvoir.

La passion de la bêtise

Courir une fois n'est pas une chose mystérieuse ni compliquée, c'est la répétition qui devient énigmatique et peut confiner à la folie. À quoi tenons-nous dans la vie ? Existe-t-il un lien entre le fait de se raccrocher à quelque chose et le fait d'en être accro ? Il semble bien que oui. « J'ai toujours fait face à des épreuves dans ma vie, de petits tests personnels qui ont parfois fini en épreuves institutionnelles et politiques [1]. » Sûrement la bêtise a-t-elle à voir avec ce besoin d'épreuves. Car la bêtise commence toujours par l'obsession d'une idée à réaliser à tout prix. Dans cette conversion à l'idée fixe, il s'agit d'éliminer tout ce qui détourne du projet. La complexité et la diversité des possibles sont perdues au profit de l'unicité d'un projet nécessairement réducteur. Il faut se discipliner à la bêtise pour parvenir à être bête.

---

1. Avital Ronell, *Test Drive : la Passion de l'épreuve*, trad. Christophe Jaquet, Stock, « L'autre pensée », p. 237.

Il existe certes des bêtises dont la provenance vient de ce qu'elles n'auraient pas dû avoir lieu et resteront uniques en leur genre : tel est le lot de la bêtise-gaffe ou de la bêtise-erreur. Cependant, il existe un autre genre de bêtise, tout en acquisitions progressives. Ces bêtises ne viennent pas d'une quelconque spontanéité qui aurait dérapé ; elles sont engendrées par une forme de discipline excessive qui devient obsessionnelle quand elle est revendiquée contre tout. L'écrivain japonais Haruki Murakami explique comment toute sa vie a été réorientée à partir de sa passion pour la course à pied. Ce n'est pas seulement l'écrivain qui devient dès lors un coureur de fond, mais c'est la vie elle-même, dans son entier, qui devient une vie soumise à l'impératif de la course. Cet impératif étant frivole, discipliner la vie en fonction de cet impératif n'a rien d'intelligent. Au contraire, cela a tout d'une sottise profonde. Mais quelle vie s'affirme là ? Il est tentant de confondre cette bêtise avec une haine affirmée de la liberté. Puisque la vie est indisciplinée, la tentation peut être grande de fixer soi-même des limites telles qu'il en ira de soi comme d'un poisson dans un aquarium. La régularité du coureur de fond qui, tous les matins, part sur les routes et, pour cela, se couche tous les soirs à la même heure, au risque de ne plus voir ses amis, de s'interdire tout excès, à l'instar de ce qui se passe dans la vie spartiate de Murakami, s'apparente à une restriction des possibilités illimitées de la vie. Tout se passe comme si la discipline intérieure avait remplacé les disciplines extérieures, n'avait plus besoin d'elles et pouvait s'approprier une servitude intérieure sans frein. Si la bêtise se signale au « rétrécissement des perspectives[1] » qu'elle induit, courir peut devenir une excellente bêtise, chronophage et impitoyable. On reconnaît le talent de la bêtise à sa capacité à faire monde. Pour le coureur, envisager la vie à partir des pieds équivaut à une deuxième vie : il y aura les sorties, la surveillance de son alimentation, de son sommeil, les courses, les chronos. Le monde change de couleur, la course se métamorphose en passion et cette passion est bien une passion de la bêtise, produisant ses propres tests en interne.

Il ne faut pas se hâter d'avoir un jugement moral sur la bêtise. Nietzsche, si prompt à critiquer la bêtise, effet d'une morale qui ne veut pas se laisser tourner la tête par l'illimitation de la liberté, nous apprend également à voir « la bêtise comme condition de la vie et de la croissance[2] ». La bêtise ne se laisse pas interpréter uniquement comme ressentiment. À un certain niveau de persistance, elle fait valoir une intensité vitale sans égale. Le coureur qui la capte pour lui recherche une intensité. Il la connaîtrait d'une autre manière, peut-être cesserait-il de courir. Justement, son monde n'accède à un genre d'intensité que lorsqu'il court. C'est à croire qu'il existe incomplet.

1. Avital Ronell, *Stupidity*, trad. Céline Surprenant, revue par Christophe Jaquet, Stock, « L'autre pensée », 2006, p. 12.
2. Cité par Avital Ronell, *op. cit.*

Mais naître, n'est-ce pas se trouver acculé à un tel état ? La seule passion inverse qui pourrait en résulter serait celle du nihilisme. Peut-on imaginer un coureur nihiliste ? Certes, courir c'est ne rien affirmer, mais c'est encore s'affirmer contre le rien. La bêtise de la course vient de ce renversement du nihilisme. Aucun doute sur le fait que le monde qu'il se crée est un petit monde, étroit, étriqué même. Cela dit, quelle vie n'a pas besoin d'un milieu qui lui soit favorable ? Alors il faudra dire que courir, c'est faire son nid, c'est apprendre à se sédentariser dans le nomadisme. Peut-être faut-il renaître à la liberté du limité pour pouvoir entreprendre autre chose. Le coureur est modeste, il sait que sa philosophie de la course ne le mènera pas très loin, mais il sait aussi que le moment viendra où il se sentira ailleurs. La course a ceci de bête qu'elle vous fait penser à ailleurs alors que vous êtes ici.

Zombies

Pour une fois, il faut prendre les choses par la fin, refuser l'évidence du départ et aller tout de suite à l'arrivée. Prenez si vous le souhaitez une course de vitesse. Dix secondes avant, ils étaient fringants et d'une force souveraine, se jaugeant comme des lions avant de poser genoux à terre et d'ajuster le *starting-block*. Dix secondes plus tard, ils sont livides, agonisants, certains sont couchés sur le sol, d'autres peinent à reprendre leur respiration : c'est une étrange maladie qui anémie les athlètes, un devenir-zombie. Ce devenir-zombie est particulièrement redoutable dans les courses de fond. C'est lui qui cause les éliminations lors d'un marathon ; c'est lui encore qui s'active à la ligne d'arrivée quand la perte de conscience d'un coureur n'est pas loin. Les 400 derniers mètres de Gabriela Andersen-Schiess, au marathon de Los Angeles en 1984, tandis que la température de son corps grimpait à 41°, furent une torture. Elle eut besoin de 7 minutes pour faire le tour du Colisée, en proie à des hallucinations. Les images de son calvaire ont fait le tour du monde et l'ont rendue plus célèbre que le vainqueur du marathon, Jean Benoit, pour le premier marathon olympique féminin de l'histoire des Jeux.

Dans le cadre d'une phénoménologie de la vie ordinaire, il faut se demander comment il est possible d'en arriver là. Le zombie est la figure inverse de l'automate. Il signale que le pouvoir ne pourra jamais avoir prise partout, car il a beau contrôler l'état de vie d'une population donnée, il ne peut contrôler la fatigue, l'anémie de sujets qui tendent à être toujours plus des zombies. Sans doute notre aversion à nous sentir automates se laisse-t-elle appréhender par ce devenir-zombie qui fait signe vers l'usure, la fatigue, l'exploitation. Le capitalisme nous prend comme des automates et nous rejette comme des zombies. Cette métamorphose crépusculaire est aujourd'hui en jeu dans les nombreux circuits de la mondialisation. Il semble que nous soyons définis comme des automates ayant des tâches réglées à faire, mais que nous nous vivions comme des zombies, encore et encore fatigués, souffrant au travail.

La course peut alors redevenir la médecine des zombies, une culture de la dépense comme moyen de se refaire une santé. Il existe pourtant une zombification plus inquiétante encore, c'est celle qui consiste à faire de chacun un spectre, un sujet absent, à soi et aux autres. Le capitalisme actuel brouille les frontières de l'intime, il impose une circulation du capital telle que tous les sujets sont assujettis à ses exigences et deviennent des êtres postulés comme transparents, dont il faut capter les énergies pour pouvoir les réinscrire comme autant d'éléments facilitant l'affirmation des flux. Les ethnologues Jean et John Comaroff le remarquent fort à propos : « La zombification, aujourd'hui source de nombreuses légendes urbaines à travers le monde, est devenue une pierre de touche allégorique pour qui veut décrire notre époque, à savoir l'aliénation manifeste, la désindividualisation et cette nouvelle discipline des corps qui, pour n'en être qu'à ses prémices, a déjà été qualifiée de posthumaine[1]. » L'avènement d'un homme unidimensionnel est le pendant consumériste de la rêverie critique d'une citoyenneté mondiale. L'un des stades ultimes de la zombification est atteint quand toutes les vies deviennent interchangeables jusque dans leurs divertissements. Il est troublant de voir que l'on court partout dans tous les coins du monde ou presque, avec les mêmes rites, les mêmes équipements, les mêmes chiffres et records en tête. À n'en pas douter, une uniformisation des manières d'être s'est imposée, qui est moins la traduction d'un universel concret de la condition humaine que l'effectuation d'une procédure de zombification. Seulement le zombie est un être qui fait l'expérience de sa perte, il sent tout ce qui lui en coûte de se vider de sa vitalité. Le processus de fatigue

1. Jean et John Comaroff, *Zombies et frontières à l'ère néolibérale : le Cas de l'Afrique du Sud post-apartheid*, trad. Jérôme David, Les Prairies ordinaires, « Penser-Croiser », 2010, p. 30.

dans lequel il entre lui restitue un point de vue sur la vie qui opère un trouble dans la normalité avancée des sujets en instance de zombification. C'est ce trouble dans le devenir-zombie de nos existences urbaines qu'introduit la course et dont elle se saisit. En excès sur la désindividualisation capitaliste, elle peut aussi être pensée comme une réserve de sens au sein du nihilisme contemporain, devenant de ce fait une épreuve dynamique des diverses intensités qui nous reconstituent alors comme sujets en mouvement.

Le plaisir de souffrir

S'il existe une philosophie du marathon, elle me semble parfaitement résumée par la formule d'Haruki Murakami, dans son livre *Autoportrait de l'auteur en coureur de fond*, et plus précisément par le titre japonais qui veut dire *De quoi je parle quand je parle de courir* : « La douleur est universelle, la souffrance est une option [1]. » L'auteur, qui a consacré sa vie à l'écriture et à la course à pied, s'est entraîné à Hawaï, a disputé des dizaines de marathons, établit un écart précieux entre la douleur et la souffrance. On absorbe la douleur comme un fait que l'on subit. Il existe en revanche une possibilité de souffrir qui renvoie à la liberté. Pourquoi en arriver là ? De quel mal plus grand sommes-nous les otages pour que nous consentions ainsi à nous faire mal ? Il pourrait sembler que nous soyons encore prisonniers de la culture judéo-chrétienne quand nous courons et que nous essayons

1. Haruki Murakami, *Autoportrait de l'auteur en coureur de fond*, trad. Hélène Morita, Belfond, 2009, p. 10.

de nous sauver par la souffrance. Mais la culture orientale de l'écrivain Murakami interdit d'établir une telle confusion. Il existe un trouble dans la normalité. Le plaisir, de plus en plus présenté aujourd'hui comme une vitamine que l'on prend pour être en forme, aurait-il un rapport étroit avec la souffrance ? Dans la course à pied, il peut sembler que les deux expériences parcourent des territoires communs. La biologie contemporaine nous fait comprendre que les molécules engendrées par les transports amoureux et l'activité de la course à pied sur une longue distance obéissent à des mécanismes comparables. Lors d'un effort extrême, des endorphines sont produites et provoquent un sentiment de bien-être et même de l'euphorie. Ainsi, l'orgasme et la souffrance du coureur se rapprochent dans la même explosion chimique. Mais la question se repose : pourquoi aller courir le matin ou le soir au lieu de rester au lit et de s'adonner à sa petite explosion moléculaire ?

L'écrivain japonais Murakami établit un parallèle entre l'activité de courir et l'activité d'écrire. Pour lui, les techniques d'écriture sont avant tout des techniques d'endurance. Le génie, au fond, y joue un rôle subalterne. C'est l'opiniâtreté de la répétition de la tâche qui fait l'écrivain. Et en la matière, le *jogger* est passé maître quand il s'entraîne jour après jour et qu'il s'invente une drôle de discipline. Au début du XXe siècle, l'écrivain irlandais James Joyce imaginait un jeune homme fuyant Dublin et cherchant, dans l'absolu, dans l'exil et dans la ruse, les motifs extraordinaires d'une conversion à l'art d'écrire, au point que son artiste ne pouvait être qu'un jeune homme prêt à renoncer à tout pour parvenir à la réalisation de sa vocation d'artiste. Il en résulta un *Portrait de l'artiste en jeune homme* qui est, à bien le lire, une description magnifiée de la vie de bohème, invention d'une manière d'être artiste qui authentifie, dans le corps de l'artiste, son désir de donner naissance à une œuvre. Au début du XXIe siècle, un écrivain japonais, maître du fantastique, semble lui répondre, en imaginant un homme mûr, déjà actif (propriétaire d'une boîte de jazz), vivant à Tokyo, prenant la double décision d'écrire et de courir, refusant ainsi de séparer la vie ordinaire de l'écriture, allant jusqu'à l'asseoir sur un fonds aussi commun et vil que celui des techniques de la course à pied. On imagine que l'écrivain s'est métamorphosé, dans l'ode nippone, en travailleur précaire et a perdu la gloire du génie incertain qui était attachée à sa vie européenne de bohème.

Le coureur de fond, comme son nom l'indique, n'est pas un coureur de surface qui s'agite superficiellement sur quelques mètres. Il n'est pas non plus un coureur de forme, attentif à son style. Zátopek ne se plaisait-il pas à dire : « Quand le style comptera en course à pied, comme au patinage artistique, je m'appliquerai » ? Être un coureur de fond signifie que les expériences du plaisir et de la souffrance en viennent à former une seule expérience. Atteindre le fond, c'est justement se retrouver dans un domaine qui ne ressemble à rien d'autre. Murakami évoque, quand il franchit, dans un ultramarathon de 100 kilomètres, la ligne des 42 kilomètres du marathon classique, son sentiment de perdre tout repère, d'entrer dans un monde véritablement inconnu, sans référence aucune, semblable au plongeur d'apnée qui descend dans le grand bleu sans s'aider de sa corde, lâche prise, perd le sentiment du temps, de l'espace, est envahi d'hallucinations, croit percevoir dans le fond marin où il pénètre d'étranges figures, des monstres marins. C'est un fait que le coureur de fond ne se déplace pas dans des limites strictes. Il est toujours tenté de repousser un peu plus les frontières spatiales qui l'enserrent. Comme si cette capacité de franchir les limites, de dépasser les bornes finissait par valoir comme une façon de s'approcher du fond.

Mais que signifie une telle approche ? Elle révèle que le coureur de fond est un être solitaire. Solidaire avec les autres coureurs, mais solitaire, courant dans son propre sous-sol, selon ses propres douleurs, dans son domaine de lutte qui ne se confond pas avec celui des autres coureurs. C'est peut-être là que prend sens le portrait de l'écrivain en coureur de fond dépeint par Murakami. Comme le signalait déjà Alan Sillitoe, l'auteur de *La Solitude du coureur de fond*, « un romancier doit être solitaire, travailler comme un mineur dans le sous-sol[1] ». Le coureur de fond travaille dans les sous-sols de l'existence, là où les distinctions

1. Cité par Bernard Chambaz dans *Marathon(s)*, *op. cit.*, p. 120.

claires entre les registres de vie, comme le plaisir et la souffrance, finissent par disparaître pour laisser place à des variations, à des intensités dont les devenirs singuliers peuvent être suivis. C'est peut-être cela se faire un corps : parvenir à des habitudes, à des répétitions, à une discipline qui finissent, dans une nouvelle ascèse du quotidien, par agrandir le domaine du corps.

Vivre à distance, vivre la distance

Tenir la distance s'impose rapidement comme l'impératif absolu du coureur de fond. L'espace que l'on veut parcourir au-dehors prend toujours la forme d'un parcours à propos duquel nous nous posons toujours la même question : serons-nous capables d'aller jusqu'au bout ? Et cette question n'est pas seulement une question initiale, le genre de question que l'on se formule à soi-même juste avant d'y aller : elle se laisse entendre tout le long du trajet ; c'est elle qui sert de basse continue au monologue intérieur du coureur. Grâce à elle, l'approche de la distance devient progressivement le fonds de commerce du coureur, son expérience la plus précieuse. Encore faut-il entendre cette expression d'*approche de la distance* au sens littéral du terme : faire que l'éloigné devienne plus proche, c'est vouloir abolir l'éloignement. À la fin, quand le *jogger* rentre chez lui, il n'est plus sûr de rien. Et si toute cette immersion dans la distance n'avait été qu'un songe ? Peut-il réellement dire qu'il a parcouru 12 kilomètres plutôt que 800 mètres ? Où commence la distance et comment l'appréhender comme un bloc de durée ? Et si finalement il ne se passait rien quand on court ?

L'étrangeté de la course vient de ce qu'une fois faite, rien n'indique plus qu'elle a été réalisée. D'abord événement du présent, elle semble s'évaporer dans le mirage du futur antérieur : une course *aura été courue*. Aucune trace sur le bitume. Œuvre éphémère, la course à pied n'existe que le temps de sa durée propre. Les témoignages s'effacent les uns après les autres. Elle devient un quasi-néant. Un jour, il ne restera que des routes, des lieux qui n'indiquent plus la moindre distance.

La course est l'un des événements de la distance. C'est elle qui le fait surgir comme un pur événement, un acte qui se referme sur son absence. C'est que la distance n'est pas chiffre de l'espace, mais du temps. Si la course est une approche de la distance, c'est qu'elle propose une incursion dans le temps plutôt que dans l'espace. Une caméra qui filmerait quelqu'un, courant sur un parcours donné, quand bien même elle userait d'accélérations ou de ralentissements, ne pourrait rendre compte de l'épreuve de cette distance qui se confond, à la limite, avec la distance elle-même, du moins quand elle s'expérimente comme un temps plutôt que comme un espace. Une distance est une expérience et non un intervalle. Elle doit être vécue par un coureur avec lequel aucun spectateur ne peut entrer en rapport. Tant il est vrai que nous sommes seuls dans notre corps quand nous courons. C'est du fond de la solitude que s'établit cette expérience. Le spectateur reste au bord de l'expérience, il la conçoit mais ne la perçoit pas. Il tend à appréhender le coureur comme une « mécanique plaquée sur du vivant », comme un automate-marathonien dans la vitrine du magasin de sport qui fait du surplace et ne cesse de rejoindre une hypothétique ligne d'arrivée, sous le chrono cellulaire qui affiche le temps de 2 heures 13 minutes.

Dès que la course est ainsi mise en récit, l'expérience de la distance tend à disparaître. Il faut le génie du cinéaste, de Comencini par exemple, pour nous faire comprendre l'obsession de la distance parcourue : Mimi, le personnage d'*Un enfant de Calabre*, passe son temps à courir dans la campagne du sud de l'Italie. On le voit emprunter d'étranges parcours, tantôt sur des routes, tantôt sur des sentiers, tantôt dans les champs. Il court pieds nus, car il ne veut pas abîmer ses chaussures et aussi parce qu'il veut ressembler à cet autre coureur aux pieds nus, Abebe Bikila. C'est un enfant de la misère qui, au lieu d'échapper à la misère en travaillant sérieusement à l'école, se livre tout entier à sa passion de la course. Si le docteur Pitres, l'un des inventeurs du cyclisme sur piste – médecin de son état rendu célèbre pour avoir diagnostiqué à Bordeaux, à la fin du XIXe siècle, une forme particulière de folie, la folie déambulatoire, monomanie du transport qui fait soudain tout abandonner et a pour conséquence que quelqu'un peut se retrouver à des centaines ou des milliers de kilomètres de son lieu de vie –, si donc le docteur Pitres revenait aujourd'hui, ou si, à défaut, l'un de ses successeurs sévissait aujourd'hui, nul doute qu'il diagnostiquerait chez Mimi une folie déambulatoire. Mais ce serait précisément passer à côté de cette expérience de la distance qui est l'expérience première du coureur. Moins une vie à distance, donc, qu'une vie de distance, que les images d'une caméra banale ne peuvent jamais saisir et qui rendent si ennuyeuses les retransmissions télévisées des épreuves de distance.

La course est moins un récit qu'une récitation. Elle est bien une narration, quelque chose s'écrit avec elle, mais elle est d'abord une pure manifestation, une attestation de soi en train de durer. Comme la caméra de Merleau-Ponty qui filme en vain le geste du peintre Matisse, jamais la petite caméra miniaturisée qui a filmé notre parcours ne pourra nous immerger dans l'expérience de la distance. Car c'est le geste indivisible du coureur qui établit la distance. Et de cette distance-là, nous sommes, sitôt la course achevée, à distance. Mais cette dernière distance a une valeur aussi grande que la distance parcourue. Elle révèle, si besoin était, que les expériences ne durent que dans le cours de leurs réalisations. L'intensité des expériences vient de leur durée propre, dont l'abolition se marque par l'absence de trace.

Aussi sommes-nous toujours devant un paradoxe. Le coureur court la distance pour l'abolir, mais celle-ci renaît sous une autre forme, sitôt la distance abolie. En sorte que le coureur finit par se trouver malgré lui à distance de son expérience. Est-ce à dire que toute vie, à un moment donné, deviendra toujours vie à distance ? C'est peut-être l'impossibilité de surmonter cette seconde forme de distance qui précipite le coureur dans une deuxième sortie puis une troisième, etc. Comme pour toute création, le mystère n'est pas finalement de faire les choses une fois, mais de les faire une deuxième fois, de répéter son geste, comme Mimi en somme. Si tel est le cas, le coureur est bien un créateur dont l'œuvre réside précisément dans son absence d'œuvre. Là est sa folie.

Corps utopiques

Pouvons-nous nous faire un corps ? Aussi loin que l'on regarde, notre corps nous précède, nous en tirons gloire ou humiliation, souvent les deux. Le corps s'impose comme le « déjà-là » par excellence. C'est pourquoi Michel Foucault peut dire : « Mon corps, c'est le contraire d'une utopie, ce qui n'est jamais sous un autre ciel, il est le lieu absolu, le petit fragment d'espace avec lequel, au sens strict, je fais corps [1]. » L'utopie réclame d'autres espaces, d'autres corps. Il semble qu'il faille aller du côté de la mort ou, plus encore, de l'âme pour effacer le corps. La mort est un anéantissement du corps, mais l'âme voyage en lui sans s'y réduire. Les pratiques spirituelles naissent de ce besoin impérieux de s'évader de son corps. Elles engendrent des méditations métaphysiques qui se veulent la preuve d'un genre de vie supérieur lié à la contemplation, à l'amour des idées…

---

1. Michel Foucault, *Le Corps utopique. Les hétérotopies*, Lignes, 2009, p. 9.

Pourtant, nous aimons regarder les corps et même nous aimons les fantasmer, les faire entrer dans des variations imaginaires. Le corps utopique n'est donc jamais loin. Déjà, comme le remarque Foucault, « le masque, le tatouage, le fard placent le corps dans un autre espace [...], ils font de ce corps un fragment d'espace imaginaire [1] ». Ainsi le corps n'est jamais là où on l'assigne, encodé dans une nature qui le fixerait à jamais dans des traits identitaires. Il présente cette capacité de se trouver ailleurs. « Mon corps, en fait, il est toujours ailleurs, il est lié à tous les ailleurs du monde [2]. »

Et si courir était une manière de rendre le corps utopique ? La course à pied plaide pour un envol du corps. L'expérience de la légèreté devient une expérience cruciale. Certes, cette grâce de pouvoir courir sans effort est sans cesse balayée par la pesanteur du corps subitement devenu lourd, que l'on peine à bouger, qui semble un roc impitoyable. Il n'empêche que l'impression de courir peut, parfois, devenir une impression de légèreté qui suggère que le déplacement est entré dans son corps, circule dans ses veines. Dans ce cas, le corps n'est plus cette forme que l'on sent dans son dos en permanence, mais une zone de non-lieu ouvrant tous les lieux voisins, un échangeur de routes. Il peut, dans l'ivresse de la course, s'agrandir à tout ce qu'il ressent sans cesser d'être lui-même.

1. *Ibid.*, p. 15.
2. *Ibid.*, p. 17.

Il devient voyant, sentant, entendant. Il cesse d'être un état pour devenir pur acte par lequel le monde se plie sur sa configuration ouverte.

Les corps utopiques défont les limites naturelles des corps. Chaque coureur est tenté par ce corps utopique. Il est prêt, dans ses rêves, à franchir la limite de la normalité pour pénétrer dans cette nouvelle dimension. De 10, il passera à 20 kilomètres, puis un marathon, puis 50 kilomètres… À moins qu'il ne remette son corps en jeu en le livrant, dans le triathlon, en plus de la course à pied, aux deux autres sports concurrentiels que sont la natation et le cyclisme. Il vient un moment où ce sont les frontières elles-mêmes du corps qui sont testées. Surtout, il vient un moment où ce besoin de tester son corps représente l'épreuve redoutée, mais convoitée, pour se faire un corps utopique. Il ne s'agit nullement ici d'affirmer une force, mais plutôt de s'approcher d'une zone d'intensité dont seule la course peut rendre compte, par sa vocation à mettre le corps en mouvement dans l'espace et surtout dans le temps, le libérant ainsi de l'espace-temps de la vie quotidienne sans annuler pour autant la vie ordinaire, la mettant en perspective dans la parenthèse d'une belle échappée. Quand la course à pied devient extrême, le corps lui-même n'est plus certain d'exister. Toutes les possibilités du corps s'effacent, à l'exception de la possibilité de courir qui demeure encore. Il n'est point besoin d'en appeler aux prodiges technologiques pour rendre compte de l'effacement de l'homme. Le marathonien récuse l'énoncé de Baudrillard selon lequel « le propre de l'homme est de ne pas aller au bout de ses possibilités », tandis qu'« il est de l'essence de l'objet technique d'épuiser les siennes [1] ». Quiconque a fait un marathon sait bien qu'aller au-delà de soi-même a un sens, lequel ne pourra jamais être approché par l'objet technique. C'est cela l'utopie du coureur : la possibilité de se perdre dans son propre corps.

1. Jean Baudrillard, *Pourquoi tout n'a-t-il pas déjà disparu ?*, L'Herne, 2007, p. 16.

Une vie dans les couloirs

Marie-José Pérec apparaît un jour pour la première fois. Elle a des jambes très longues qui n'en finissent pas et ce sont elles qui feront date dans l'histoire de l'athlétisme. Peut-être, enfant, ne savait-elle pas quoi faire de ses jambes, mais ce temps est derrière elle. S'il revient à la surface, c'est à la faveur d'un embarras, quelques instants avant une course ou après, mais jamais pendant. Sur un 400 mètres, la discipline où elle excella, le déroulé de ses jambes est tout simplement parfait, même s'il ne ressemble à rien d'autre. Née à Basse-Terre en Guadeloupe, elle ne s'intéresse pas au sport. Un peu au basket pour faire plaisir à sa sœur aînée. Le rapport à l'athlétisme est un accident, une figure du hasard. Quelqu'un la remarque, la convainc de participer à un championnat de jeunes. Elle n'a jamais couru avec des pointes, jamais fait de départ non plus avec des *starting-blocks*, mais il faut croire qu'elle est déjà en route vers un ailleurs : elle réalise les minima pour la qualification aux championnats de France scolaires et termine à la deuxième place à Paris, capitale exotique, en rien comparable à « sa terre basse » dont elle provient et qu'elle aime par-dessus tout.

Une vie ne se raconte pas, celle de Marie-José Pérec pas plus qu'une autre. On pourrait croire qu'une logique la mène inéluctablement de son nid d'enfant à la consécration olympique qu'elle réitère à trois reprises : sur le 400 mètres en 1992 aux Jeux de Barcelone et, en 1996, aux Jeux d'Atlanta, et sur le 200 mètres en 1996, devenant la seule athlète française à être autant titrée, le seul athlète au monde à avoir remporté le 400 lors de deux Jeux d'affilée. Mais, dans une vie, rien n'est logique. Tout peut s'arrêter. Il existe des failles, qui peuvent devenir un univers gris dans lequel on s'enlise, dont on ne se remet pas. Rien ne prémédite une vie. La course est un événement fragile. Ainsi, l'entraîneur qui s'occupait d'elle à ses débuts l'avait jugée inapte au 400. Ses jambes étaient trop embarrassantes, son gabarit également ; c'est sur le 200 qu'il pensait pouvoir obtenir le meilleur d'elle. Mais sa tête était ailleurs, dans le doute, elle ne voulut plus courir, cessa de croire à l'athlétisme. Y avait-elle jamais cru ?

Une vie est faite de trous. Un trou noir : elle arrête, se relance dans ses études, les arrête, vit de petits boulots. Seulement la piste est une drogue, l'amour aussi. Quand elle le rencontre, elle finit par revenir dans les couloirs, elle n'a pas choisi le sien, ne le choisira jamais, mais désormais elle a une raison de vivre qui change tout. Elle voyage en Europe, médaille d'or sur le 200 mètres au championnat d'Europe en salle en 1989, sixième aux championnats du monde en salle à Budapest, médaille d'or sur le 200 mètres aux Jeux de la francophonie. Les couloirs ne sont pas son fort : elle termine première sur 400 mètres à la Coupe du monde des Nations à Barcelone, mais elle est déclassée, car elle a mordu sur le couloir voisin. Une vie comme la sienne peut-elle tenir dans un couloir ?

Elle se blesse aussi souvent. Elle a un long corps fragile qui lui donne de la force, lui permet peut-être aussi de se reposer, là où d'autres vont trop loin. En 1991 à Tokyo, son corps n'y est plus, elle ne parvient pas à s'alimenter comme il faudrait, respire péniblement, mais pourtant elle décolle, irrésistiblement ; de tour qualificatif en tour qualificatif, elle ne cesse de décoller jusqu'à l'ultime accélération en finale à 280 mètres de l'arrivée que l'Allemande Grit Breuer ne peut contrer. L'année suivante, en 1992, elle descend sous les 50 secondes et grappille des centièmes, course après course, s'envolant toujours plus, jusqu'à atteindre 49 secondes et 48 centièmes lors des demi-finales des Jeux olympiques de Barcelone où plane l'ombre de son aïeule Colette Besson, championne olympique du 400 mètres, vingt-quatre ans plus tôt. Marie-José Pérec est superstitieuse, comme tout le monde. Elle occupe le même couloir que son idole, le numéro 5. Pourtant, à 100 mètres de l'arrivée, elle est encore battue par deux athlètes, la tenante du titre Olga Bryzgina et la Colombienne Ximena Restrepo.

Mais le dernier virage est son virage, sa botte secrète où elle peut allonger ses jambes encore plus rapidement pour s'envoler dans l'ultime ligne droite, descendant sous les 49 secondes.

Elle récidive à Atlanta en 1996, après avoir déménagé en Californie et changé de vie (toujours les couloirs). Mais pour elle, cela se passe ailleurs, sur le 200 mètres où l'entraîneur de ses débuts voulait la voir exclusivement. Passer du 400 au 200 mètres n'est guère envisageable. Même si le 400 est une course de vitesse, il se rapproche plus du 800. Le 200 est de la vitesse pure. Que seuls des sprinters en état d'apnée peuvent s'approprier. C'est pourquoi il est la chasse gardée des filles et des garçons du 100. Et puis il y a une Jamaïcaine à la grâce incandescente, toute de vert vêtue, Merlene Ottey, qui remporte la seconde demi-finale tandis que Marie-Jo gagne la première. Elle est habituée aux places d'honneur dans les Jeux olympiques et, à trente-six ans, c'est sa dernière chance d'avoir l'or. Il y a surtout ce corps qui refuse de s'alimenter, qui part à vau-l'eau, peu de temps avant la finale, que du sucre remet d'aplomb juste à temps. Finalement, Pérec arrive devant Ottey. Elle gagne, mais elle retient sa joie, elle sait qu'elle a enlevé la dernière chance de médaille d'or à la Jamaïcaine.

Marie-José Pérec se sent à l'étroit dans les couloirs. Elle change une nouvelle fois d'entraîneur, erre légèrement à la surface des pistes, essaie de revenir, se retrouve aux Jeux olympiques de Sydney en 2000.

L'athlète australienne du 400, Cathy Freeman, est une icône, une étoile dans le ciel australien. En aucun cas, Marie-Jo ne peut et ne doit gagner. Dès son arrivée, elle est assaillie par les journalistes, on lui reproche de vivre à l'écart du club France ; c'est un fait qu'elle s'est éloignée. Mais son éloignement est un programme métaphysique. Elle sait qu'elle doit s'éloigner pour mieux revenir. C'est ce qu'elle a toujours fait. Depuis qu'elle est enfant. Aussi s'éloigne-t-elle, elle prend un nouvel hôtel, avec son mari, également athlète. Mais cette fois elle est traquée par des photographes sans scrupule ; on voudrait bien qu'elle s'en aille, l'Australie n'a pas de place pour deux reines sur le 400. On la pousse dans ses retranchements, on la serre, l'enserre, les paparazzi se ruent sur elle. Elle ne peut que s'éloigner encore davantage. Elle est poussée hors de son couloir. C'est la fuite vers l'aéroport avec son mari. Elle ne disputera pas le 400.

À force de s'éloigner, l'éloignement devient sans retour. Il en résulte une vigueur insoupçonnée de la fuite. Longtemps, courir fut également une fuite. Enfant, elle ne voulait pas spécialement courir ; elle désirait simplement être là, pouvoir regarder la forme des nuages ou le ciel étoilé, sentir le vent dans les palmes des palmiers, voir la couleur bleue indéfinissable et la profondeur insoupçonnée de la mer qui rend toute chose minuscule, entendre les bruits familiers autour d'elle. A-t-elle renoncé à son enfance ? N'est-ce pas l'enfance, au contraire, qui, à son insu, s'est rappelée à elle, dans l'atmosphère chaude et humide de Sydney ? Il n'est pas impossible d'imaginer que, dans l'avion qui l'extrait de la pesanteur officielle et de la gloire des Jeux, elle repense à sa vie d'avant l'athlétisme qui attendait son heure, dans son dos, à son enfance qu'elle entrevoit dans le ciel pur, juste au-dessus des nuages, derrière le hublot. Demain sera un jour nouveau pour une autre vie. Demain sera demain.

Vulnérabilité

On imagine volontiers le coureur comme un être insubmersible, quelqu'un de tout acquis à sa volonté, capable d'aller au-delà de lui-même, d'engager son corps sur un chemin de douleur et de pénitence. Il n'est pas certain que courir revienne à faire l'expérience d'une telle invulnérabilité. Il se pourrait même que ce soit l'inverse qui soit vrai. Une approche raisonnée de la vulnérabilité, de la fatigue, telle pourrait être, finalement, l'une des raisons de l'art de courir. Il existe, en effet, une apologie de la défaite dans la course à pied, qui tient de l'expérience de la blessure, de toutes les douleurs qui assaillent les jambes et aussi le reste du corps, des brûlures sous les aisselles, des crampes. Sans compter les claquages, les déchirures, les élongations. Le coureur ne peut s'extraire de cette vie physique, il doit se composer une philosophie qui intègre cette expérience de la fragilité. Il la recherche même comme une preuve de sa vitalité. Il s'approche, en ce sens, de la grande santé de Nietzsche, selon qui « la maladie est un point de vue sur la vie » qui permet un autre amour de la vie, laquelle tient compte, dans sa façon d'être actuelle, de la traversée de la maladie. Peut-être la traversée de la douleur, de toutes les zones de turbulence dans le corps, permet-elle ainsi à celui qui court de se faire une autre philosophie de la vie, dans laquelle c'est moins la performance qui compte que la possibilité d'entrer en rapport avec sa propre vulnérabilité. Devenir l'ami de sa vulnérabilité signifie ne plus la fuir, la considérer comme une part de la vie.

Étymologiquement, la vulnérabilité signifie la capacité de recevoir une blessure (*vulnus* en latin). Mais être blessé, ce n'est pas simplement subir une violence extérieure, c'est aussi formuler la possibilité d'une réponse. La vulnérabilité est une expérience de passivité tout autant qu'une disposition à répondre à ce qui vous blesse. La violence est l'une des réponses les plus simples à la blessure. Quelqu'un me blesse, je réponds en cherchant à le blesser à mon tour. Il en va différemment de la course à pied. La blessure qui m'affecte, personne d'autre que moi ne se l'est infligée. Peut-être me suis-je trop entraîné, et ai-je fini par contracter une élongation. Peut-être aussi ne me suis-je pas suffisamment entraîné, et la douleur au genou en est l'effet le plus direct. Les blessures viennent comme des aléas de la vie du coureur, sans que quiconque les ait produites intentionnellement. C'est précisément cela, faire l'expérience de la vulnérabilité : qu'une blessure soit engendrée sans que l'on puisse remonter à l'auteur de la blessure. Il est faux, de ce point de vue, de dire que je me blesse : cela reviendrait à dire que je suis l'auteur de l'action de me blesser. En réalité, je découvre la blessure comme une possibilité de mon corps, comme un circuit vital doté de sa propre autonomie, contre lequel je ne peux rien. La vulnérabilité vient avec la conscience que la blessure possible est indépendante de ma volonté, forme une boucle de vie rétive à toute injonction.

Il se peut que courir revienne à ne plus courir, à cause d'une blessure. Le plus souvent cependant, l'on court avec des blessures, en ayant mal dans son corps. Plus l'on vieillit, plus c'est le cas ; mal dans l'épaule, mal au dos, douleur au genou, problème de tendinite, etc. Il serait erroné de croire que l'on court alors contre son corps. Si tel est le cas, cela ne peut aller loin ; un kilomètre tout au plus et il faudra revenir chez soi. Même dans la douleur, on court avec son corps. Il faut s'en rendre non pas « maître et possesseur », mais en devenir le clinicien, être à l'écoute de ses douleurs. Il y a celles avec lesquelles on peut composer, mais il y a aussi toutes celles avec lesquelles aucun autre arrangement que le repos n'est possible. Se construire un corps de coureur, c'est entrer dans des registres de composition entre sa puissance de vie et ses zones de vulnérabilité, en sorte que la puissance d'exister peut en sortir amplifiée. Mais personne ne peut décréter à l'avance où se trouvent les bonnes compositions à rechercher et les mauvaises qui sont à fuir. Ce qui est certain, c'est que la joie de la course à pied tient à cette possibilité d'augmenter sa *puissance d'être* grâce au passage d'une mauvaise passion à une bonne passion. La mauvaise passion désagrège le coureur en le privant de l'expérience même de la course, en raison d'une blessure. La bonne passion, par contraste, agrège le coureur à une vulnérabilité qui non seulement ne le prive pas de la possibilité de courir, mais peut le faire aller plus loin ou lui rendre son art plus intense.

Il reste que personne ne saurait être maître de sa vulnérabilité. On peut composer avec elle jusqu'à un certain point, tenter de lier un pacte entre sa boucle de vulnérabilité et les circuits vitaux qui résistent à elle, de telle sorte que le corps n'est nullement un réceptacle unitaire, mais le théâtre de puissances hétérogènes dont l'issue n'est jamais fixée par avance. Si l'on peut se composer un corps de coureur (comme l'on se compose un corps de danseur ou de flâneur), cette composition est précaire : elle dure le temps de l'arrangement entre ses puissances de vie et sa vulnérabilité. Il n'existe aucune promesse que demain sera comme aujourd'hui.

Dans son très beau roman consacré à Emil Zátopek, *Courir*, le romancier Jean Echenoz a su s'approcher, mieux que quiconque, de cette expérience de la vulnérabilité. Il s'y emploie notamment lorsqu'il narre l'épreuve olympique du marathon de Melbourne – Emil Zátopek est alors sur le point de raccrocher et souhaite terminer sa carrière en beauté, par une ultime victoire olympique : « Au trentième kilomètre, hors d'haleine et brisé, il s'arrête près d'une des tables installées le long du parcours et qui supportent des seaux d'eau, des éponges, de quoi boire. Emil s'asperge abondamment, boit un demi-verre d'eau, considère la route en semblant hésiter, réfrène ce qui lui reste d'un premier élan pour repartir, vide son verre puis repart. Il est reparti, n'étant plus qu'un pantin désarticulé, foulée cassée, corps disloqué, regard éperdu, comme abandonné de son système nerveux. Il tiendra ainsi jusqu'au stade, mais, vaincu, arrivé sixième dans la dernière ligne droite, Emil tombe à genoux et laisse aller sa tête dans l'herbe jaune et reste ainsi de longues minutes pendant lesquelles il pleure et il vomit, et c'est fini, tout est fini [1]. »

---

1. Jean Echenoz, *Courir*, Minuit, 2008, p. 127.

Éloge de la lenteur

À en croire certains, nous irions de plus en plus vite, serions soumis à des cadences toujours plus infernales. Il existe bien une théorie des vies sous condition de vitesse, les envisageant comme des particules en accélération, au risque qu'elles se désagrègent en chemin et qu'elles finissent hors de leur état normal initial, en pathologie avancée. Ils sont nombreux à avoir envisagé les registres de l'accélération : Paul Virilio, Peter Sloterdijk et Hartmut Rosa ont, dans des registres différents, envisagé l'emballement de la vie moderne et toutes les formes de l'aliénation qui en résultent. Il est vrai que nous sommes soumis à une tyrannie de l'urgence : la voix intérieure peine à récupérer sur les diktats de la vie extérieure. C'est à croire que la vitesse nous emporte tellement qu'il faut s'efforcer désormais de tenir le rythme pour rester dans le coup et s'affirmer encore comme sujets productifs. Hartmut Rosa a établi un lien entre « croissance » et « accélération [1] ».

1. Hartmut Rosa, *Aliénation et accélération : Vers une théorie critique de la modernité tardive*, trad. Thomas Chaumont, La Découverte, 2012, p. 33.

L'accélération sociale est un processus qui englobe la technologie comme l'un de ses moyens pour y parvenir et elle permet la circulation des marchandises, l'affirmation de circuits de compétitivité intense. Le sujet du capitalisme est ainsi défini comme un sujet s'adonnant à l'accélération. Avec ce paradoxe qu'il est soumis à des cadences toujours plus rapides auxquelles il s'efforce de répondre en s'appropriant la vitesse, en devenant un sujet de la vitesse, un être rapide, capable de se mobiliser de lui-même à l'âge de « la mobilisation infinie [1] ».

Cette métamorphose du sujet moderne fait valoir une nouvelle relation de l'homme au monde, dans laquelle l'homme peut s'absenter du monde, ne plus se sentir relié à lui. Il s'agit au fond d'user du monde et même d'en abuser sans en être, de le consommer, de le subordonner à ses fins sans désormais se sentir appartenir à une nature ou à un *cosmos*. Selon Franck Fischbach, « nous sommes actuellement dans le monde selon la modalité de la privation de monde [2] ». Pour lui, la figure la plus appropriée du sujet contemporain est le surfeur ou le skateur qui glisse sur l'eau ou sur les routes sans se sentir relié à rien, dans un état d'absence au monde. Le roulement ou la glisse l'emporte sur la marche : il correspond à l'avènement d'un sujet mobile, à la fois mobilisable et mobilisé.

---

1. Voir Peter Sloterdijk, *La Mobilisation infinie*, trad. Hans Hildenbrand, Bourgois, 2000.

2. Franck Fischbach, *La Privation de monde*, Vrin, « Problèmes et controverses », 2011, p. 21.

Il est tentant de penser le coureur comme une sorte de surfeur ou de skateur. Comme eux, il glisse sur le sol ; comme eux, il cherche la meilleure trajectoire. Comme eux également, il semble n'appartenir aucunement au monde qu'il traverse comme un extraterrestre, et c'est bien ainsi que Baudrillard a vu les coureurs californiens ou new-yorkais, êtres en proie à l'absence de toute attache. On peut, certes, faire une traduction sociologique de cette ressemblance. Le coureur est le sujet des villes par excellence, souvent cadre supérieur, soumis à des cadences de travail très fortes, pratiquant la course à pied comme un hobby, à la fois pour décompresser et se ressourcer. La course à pied est ainsi une sorte de *pharmakon*, au sens de Derrida, à la fois remède et poison, permettant de mieux lutter contre la pression sociale et y consentir. Si tel est le cas, le coureur ne cesse de vouloir se détacher du monde pour mieux y revenir, non pour s'en sentir membre à part entière, mais pour continuer à s'éprouver conquérant. L'intensification capitaliste, à l'ère de sa modernité tardive, réclame un sujet mobile, liquide, jamais fatigué, prolongeant les injonctions extérieures à la performance par l'affirmation d'un culte subjectif de la performance, l'affirmation extrême d'une culture de soi que les analyses néolibérales contemporaines rapportent à une « ultrasubjectivation [1] ». Le *jogger* court ainsi toujours à l'extérieur de lui-même.

---

1. Pierre Dardot, Christian Laval, *La Nouvelle Raison du monde : Essai sur la société néolibérale*, La Découverte, 2009.

Mais peut-on dissoudre vraiment l'art de la course dans l'événement du capitalisme ? Cela reviendrait à soutenir que la course est un exercice de la vitesse, un acquiescement à la vitesse. Il se pourrait, au contraire, que courir soit davantage un art de la lenteur. Dans une très belle scène, l'écrivain américain Norman Mailer rapporte son *jogging* avec le champion de boxe Mohamed Ali. Ayant trop bu et festoyé la veille du *jogging*, Mailer craint de ne pas tenir la cadence d'Ali. Mais Ali impose une cadence lente qui convient à Mailer. « Ils gardaient le même rythme lent et régulier. Étonnamment lent, en fait, pas plus rapide que le sien quand il courait seul, et Norman, tout compte fait, se sentait assez en bonne condition physique [1]. » Cette approche de la lenteur constitue la vérité secrète de la course. En elle s'établit un équilibre entre soi et le monde, une trêve, intérieure et extérieure, hors de toutes les guerres. La course est d'abord la recherche d'un équilibre intérieur : « Courir était un acte d'équilibre. Il fallait arriver au point où vos jambes et vos poumons travaillaient ensemble à un stade d'effort équivalent [2]. » Elle est ensuite la recherche d'une relation de dépossession du monde extérieur : les banlieues traversées, les pelouses des villas foulées, les rues à peine éclairées composent un monde dans lequel le coureur ne fait que passer, qui ne lui appartient pas, ne lui appartiendra jamais.

---

1. Norman Mailer, *L'Amérique*, trad. Anne Rabinovitch, Les Belles Lettres, 2012, « La course », p. 286-287.

2. *Ibid.*, p. 287.

C'est la lenteur qui permet la recherche de ces deux ascèses. L'une alimente l'autre. Sans la recherche d'un équilibre entre les différentes parties de son corps, entre son corps et son esprit, il ne peut exister le moindre art de se rapporter au monde dans une dimension qui ne soit pas celle du propriétaire. Trop de vitesse peut faire croire à une suprématie du coureur sur le monde si elle ne reste pas reliée à cette possibilité de la lenteur. Même le coureur le plus rapide est quelqu'un qui peut être doublé à tout moment, pour qui la pointe de vitesse n'est pas une garantie contre la lenteur. La lenteur souveraine n'est cependant pas le fait d'un ralentissement. Elle est l'engendrement d'un rythme précaire entre soi et le monde. Elle n'équivaut pas à la lenteur du marcheur qui est assuré de garder ses propriétés subjectives et de s'adonner au spectacle du monde. Elle est recherche d'un équilibre dans la mobilité. Car seule cette lenteur-là reconstitue l'énigme du monde, lui redonne ses contours, son opacité. Seule l'affirmation d'une durée de la course permet au coureur de se vivre comme non-propriétaire. Si Descartes avait jadis affirmé que l'important est de « se rendre comme maître et propriétaires de toutes choses », l'art de la course est un art non cartésien, impliquant, par contraste, de se défaire des choses, de s'envisager en toute pauvreté, comme quelqu'un qui visite un monde qui ne lui appartient pas.

La vie nue

Et si courir était une manière de se mettre à nu ? Nous sommes en 1960. Les Jeux olympiques de Rome débuteront dans quelques jours. Dans le sud de l'Italie, dans la terre perdue de la Calabre, s'entraîne un jeune garçon, Mimi, qui adore la course à pied et voue un culte au marathonien éthiopien Abebe Bikila. Contre l'avis de son père, Nicola, qui s'inquiète de son avenir et voudrait qu'il réussisse à l'école, Mimi court dès qu'il peut, pieds nus. Aidé par un conducteur d'autocar, Felice, qui croit en lui, il s'entraîne pour les Jeux de la jeunesse à Rome qu'il dispute et gagne devant les yeux de son père, incrédule. Pourtant, ce n'est pas la victoire qui compte, mais bien plutôt une manière de se trouver seul dans les paysages calabrais, de construire un agencement entre soi et le monde, auquel personne d'autre ne peut prendre part, pas même Felice. Mimi est emporté dans toute une série de devenirs qui le rendent solaire, lui le pauvre parmi les pauvres. Par la course, une vie pauvre cesse d'être une pauvre vie. Bien plus, les fragiles foulées de Mimi n'attestent pas simplement sa seule opiniâtreté. Elles ressuscitent tous les vaincus de l'histoire, toutes les possibilités des vies ordinaires annulées par le cours des choses ; elles deviennent des possibilités impossibles qui créent le ressentiment, l'impossible satisfaction.

Mais voilà que la course répétée dans la campagne calabraise affirme la présence absolue d'une vie. Elle équivaut à une signature nomade qu'aucun adulte, pas même le père, ne peut effacer. Cette signature, loin de nous enfermer dans la psychologie d'une *petite* vie, révèle la splendeur des paysages traversés par l'enfant, atteste de la présence du monde, de son énigme. Aussi une vie, par la course, est-elle rendue non pas à son monde, mais au monde. Le monde lui-même a besoin de cette signature de la course de l'enfant pour exister. C'est la présence au monde que l'apprenti coureur transporte avec lui, éprouvant la vastitude, l'immensité et la possibilité de devenir soi-même vaste et immense.

C'est ainsi qu'une vie peut se mettre à nu. Elle s'expose en sa fragilité au moment même où elle s'expérimente plus vaste qu'elle n'est. La fragilité de la vie nue n'est autre que celle d'un dépouillement qui libère la pure manifestation d'une existence au monde. C'est ce à quoi l'enfant s'attelle en courant. Aucune lecture sociologique ne peut rendre compte de cette expérience. Aucune lecture psychologique non plus. Aucune interprétation passée au crible de la cause sociale ou de quelque motif que ce soit n'est à la hauteur de la manière de vivre que veut conquérir l'enfant et qui réside dans l'affirmation de la liberté souveraine. Les différents cadrages de l'école, du milieu familial craquent les uns après les autres face à cet exercice de transformation de soi par la course. La liberté se conquiert dans une manière d'être. C'est seulement si l'enfant se transforme dans son activité propre qu'il peut devenir libre, s'éprouver comme plus vaste que tous les cadrages et signer sa présence au monde.

Il existe un rêve d'enfance qui peut accompagner une existence du début jusqu'à la fin. Ce rêve consiste dans le désir de toucher la vie directement, de la sentir entre ses mains et de pouvoir se sentir contenu à l'intérieur de cette vie. Il semble bien qu'accéder à cette vie ne soit possible que pour celui qui cherche à vivre le plus simplement possible. Conquérir cette simplicité suppose de s'atteler à la possibilité de mener une vie selon un vœu de pauvreté. Ce vœu trace le chemin d'une ascèse en laquelle la présence du monde et sa propre présence se soutiennent mutuellement comme les pierres d'une voûte.

N'est-ce pas cette simplicité que l'enfant introduit dans le monde et qui semble bien réitérée par les longs *sprints* solitaires du petit Calabrais ? Courir, c'est inventer des noces avec le monde. Cette opération est la seule métaphysique du coureur, sa manière également de revenir en enfance. Croire que nous pouvons être présents au monde et à nous-mêmes, sans que l'un l'emporte sur l'autre, telle est bien la promesse de la course. Celle-ci n'est pas seulement une fuite en avant. C'est un exercice d'approfondissement des connivences entre soi et le monde.

Toutefois, cette quête de présence est toujours bordée par son envers le plus intime : l'absence. L'épuisement peut en venir à bout. Quand les forces sont parties et que le coureur n'en peut plus, a retardé la douleur, mais ne peut plus manifester la moindre volonté de lutter contre elle, alors la présence convoitée s'efface : le plein est congédié, et il n'y a rien pour le remplacer. Le coureur entre alors dans le néant. Le néant n'est même plus la négation de ce qui est, auquel cas il y aurait toujours quelque chose à quoi pourrait se raccrocher le coureur : cette négation équivaudrait encore à un être. Le néant est bien sans être et c'est cette zone du monde dans laquelle peut plonger le coureur, s'il va trop loin, s'il puise trop dans ses forces, au point qu'il entrevoit l'absence de rebord : c'est comme si sa propre existence, au-delà de certaines limites dont il entrevoit qu'elles peuvent être franchies, cessait.

Il est certain que, dans le marathon, cette traversée du néant est l'ultime expérience à laquelle il est impossible de se préparer. On peut s'endurcir contre la douleur, la retarder, continuer avec des crampes. Mais quand on puise trop dans ses forces, il se peut qu'il n'en subsiste plus aucune, ni corporelle ni psychique, qui permettent de se ressaisir : c'est alors que s'avance, sans crier gare, le néant. Celui-ci se reconnaît à ce qu'il est l'avant-goût de la mort. C'est lorsque la limite entre l'espoir et le désespoir ne peut plus être maintenue que s'affirme cette ombre de la disparition. Quand il n'y a plus la moindre volonté de puissance dans le corps et dans l'esprit et que toutes les parties de la vie humaine sont atteintes, c'en est fini du désir de vivre, et c'est bien, comme l'avait signalé Spinoza, une plongée dans la mélancolie, qui survient comme pression de l'anéantissement. À ce stade, continuer à courir devient une énigme.

Au début, quand on court seul, toutes les pensées viennent en même temps, elles s'agitent, s'entrechoquent, comme si les pressions répétées sur le bitume les faisaient sortir de quelque cachette où elles restaient blotties. Ensuite, elles semblent trouver un ordonnancement, se dilatent, deviennent presque gazeuses : des pensées audacieuses surgissent qui semblent irrésistibles. Au bout d'un certain temps cependant il n'y a plus rien, les pensées abstraites comme les pensées concrètes ont fait leur temps. En arriver là peut correspondre à un état de plénitude extrême : nous avons atteint le rien dans la course et nous sommes à notre place dans l'univers. « Être rien pour être à sa vraie place dans le tout [1]. » Tout autre est l'approche du néant que traverse le marathonien. Ne penser plus à rien n'équivaut nullement à faire l'expérience du néant. Dans la première expérience, c'est d'un dépouillement qu'il est question : la vie se met

1. Simone Weil, *L'Expérience de Dieu*, cahier VI, Gallimard, 1999, p. 857.

à nu et se resserre sur sa seule aptitude à se développer. Dans la seconde expérience, il s'agit d'une proximité avec la mort. Plus rien ne permet d'avancer : il y va d'un état d'épuisement extrême dont la seule issue, s'il durait, pourrait être l'abattement violent, la dépression. C'est la vie mise à nue au-delà de laquelle il n'y a plus rien que l'effondrement, la chute et la dislocation. C'est cette traversée des nuits qui fait sentir par contraste la fragilité des attaches humaines de toute vie.

Dans la fable de Comencini, l'enfant, grâce à la course, restitue à la vie sa nudité intrinsèque. Une vie nue, c'est une vie qui atteste la présence du monde. C'est cette joie de se sentir exister dans un monde plus vaste qui fait courir Mimi.

La pesanteur et la grâce

Il n'est pas possible d'imaginer que courir équivaut simplement à se faire plaisir. La vérité est que l'on court autant quand on a mal que quand on se sent bien. Souvent, à peine le trajet commencé, la seule pensée qui tourne dans la tête est d'en finir au plus vite. Quelques mètres dehors, l'idée s'installe déjà qu'il faut rentrer, que l'on n'aurait jamais dû courir, que c'est le désastre annoncé tant le corps n'y est pas, non plus que l'esprit. Il se peut que cette sensation demeure pendant toute la sortie, au point qu'il s'agira seulement de tenir une distance, après laquelle on consentira, sans honte, à rentrer. Il se peut aussi que cette expérience de la pesanteur ne dure pas et que le corps, progressivement, quitte la zone de fatigue, accède à une jeunesse insoupçonnée. La grâce peut même survenir quand des sensations de légèreté s'accumulent dans le corps, au point que la lourdeur du départ ne semble plus qu'un vieux cauchemar. Courir dans la pesanteur, c'est penser à la future grâce qui, peut-être, viendra l'abolir. Ce passage soudain et non prémédité de la pesanteur redoutée à la grâce espérée s'éprouve dans la transition de la tristesse à la joie. Si, à l'instar de Spinoza, la tristesse est le passage d'une plus grande perfection à une moins grande perfection, tandis que la joie est celui d'une moindre perfection à une plus grande perfection, il vaut mieux basculer de la pesanteur à la grâce que de la grâce à la pesanteur. Dans ce dernier cas, l'exténuation et l'amoindrissement de ses possibilités impliquent la démultiplication de la tristesse, liée à la difficulté de tenir.

Il est difficile et finalement de peu d'intérêt de vouloir stabiliser le corps et l'esprit du coureur dans une seule expérience. Car son expérience est bien celle de la transition. À peine se trouve-t-il dans un certain état qu'il le quitte aussitôt pour être plongé dans un autre. Il s'agit moins pour le coureur de changer d'habitude que de s'habituer à changer. En particulier dans la solitude, les changements sont ressentis avec une acuité extrême. Courir à plusieurs évite l'auscultation. Une communication rompt la monotonie. Elle se propage dans chaque corps et évite que l'on ne s'attarde sur soi-même.

Il en va différemment quand on court seul. J'appelle pesanteur l'impossibilité de sortir de soi, l'impossibilité de renoncer à soi. J'appelle grâce l'envol, l'expérience de la connivence entre soi et le monde. Il reste que la légèreté n'est pas hors pesanteur. Elle en est l'aboutissement extrême. Être léger ne revient pas, en effet, à ne se sentir d'aucun poids, mais à élever son poids dans des proportions inhabituelles. Élever son poids, c'est sentir que son corps se dilate, qu'il n'est plus à sa place, qu'il a rejoint le grain fin de l'esprit. La légèreté tire le corps vers l'esprit, tandis que la lourdeur tire l'esprit vers le corps. Mais c'est bien une seule polarité de la vie qui se dessine et qui s'amplifie dans l'expérience de la transition.

Je ne suis jamais assuré de rester léger, pas plus que je ne suis condamné à rester lourd. La grâce est volatile, mais la pesanteur l'est également. Courir équivaut à aller de l'une à l'autre, sans plan prémédité, sans carte. Faire l'expérience de la grâce, c'est faire l'expérience de la dilatation. Par contraste, la pesanteur est tout entière contraction des muscles, du corps, de l'esprit.

Dans le premier cas, la dilatation finit par me placer presque hors de moi-même : c'est le moment où j'éprouve réellement que je dure ; c'est le moment également où la durée est un indivisible qui se rit de l'espace. Dans le second cas, la contraction finit par me placer presque exclusivement en moi-même : c'est le moment où j'éprouve réellement la fragmentation de l'espace, la difficulté à en venir à bout (encore une ligne droite, puis un tournant, puis une autre ligne, etc.) ; l'espace est alors cette forme divisible à l'infini qui se rit de la durée.

Le fait que nous soyons bringuebalés d'une expérience à une autre dans la course signifie que nous n'en sommes jamais totalement les auteurs. Il n'existe pas de rapport de souveraineté dans la course. Tout au plus peut-il être question de prolonger plus que de raison l'expérience de la dilatation hors de soi. Mais le coureur n'est pas, selon le mot de Descartes qu'il convient ici de démentir, comme un pilote dans son navire, le dirigeant mécaniquement à gauche puis à droite, le maintenant sur la même ligne, comme si la possibilité de « gouverner son corps » avait un sens. En réalité, c'est bien de transition qu'il est question. Le coureur expérimente la transition comme son corps second, il s'éprouve en variation. C'est pourquoi au moment de l'extase suprême, quand il se croit sans entraves, irrésistible, il est soudainement ramené à la difficulté d'avancer, à un corps qu'il ne comprend plus et qui fait mine de ne plus y être, et qui n'y est peut-être plus du tout.

La philosophie de la course est une philosophie de la variation. Penser par degrés est un préalable, mais ne suffit pas. Il faut penser par processus. L'événement de la fatigue s'inscrit, sans rupture, dans un corps léger. Le désir d'accélération qui arrive soudainement n'est, en aucun cas, prémédité : il est un art de l'instant, une manière d'arranger des variations, tout comme la nécessité de ralentir qui s'impose brutalement ne peut être détachée de tout le bloc d'espace-temps qui lui donne naissance. La course est une création continue de variations. Elle est l'art de s'en sortir malgré tout.

Foules sentimentales

Il existe un « devenir-foule » du coureur qu'un flâneur extérieur ou un automobiliste pressé surprend à ses dépens, quand il est soudainement immobilisé à un carrefour et obligé d'attendre que le flux ininterrompu se déverse ou s'ajoure suffisamment pour laisser des blancs dans lesquels s'introduire. Si, pour la personne qui se situe à l'extérieur, la foule est une hérésie, pour celle qui en fait partie, elle est une possibilité de vie, une manière temporaire d'exister. Quels sont les grands événements qui font foule ? Les spectacles de rock ? Les rencontres sportives ? Les *meetings* politiques ?

Tous ces événements consomment la division entre sujets de l'action et spectateurs. Non seulement ils accréditent l'idée du spectacle en faisant varier sa fonction selon différents rites de participation, mais ils légitiment la division entre « grands » et « petits », entre les personnes que l'on vient voir et les quidams spectateurs. De ce fait, en eux s'attache une fonction essentiellement conservatrice : faire que le monde puisse rester en l'état, qu'il ne bouge pas trop. Que le corps social accepte les spectacles qu'on lui donne risque vite de signifier que rien ne doit bouger. Si nous goûtons à un spectacle, pourquoi vouloir changer le principe qui en est à l'origine ? La société du spectacle est une société du déjà-là sur laquelle risque fort de ne plus pouvoir mordre la fonction carnavalesque de déstabilisation des rôles sociaux. Les spectacles les plus consensuels laissent le monde inchangé, ne remettent nullement en question les fonctions de domination les plus criantes, les servitudes les plus accomplies. Ils procurent aux petits l'illusion de participer à la comédie des grands.

Hypothèse : les grands marathons mondiaux, mais aussi les courses locales, connues des seuls *aficionados*, sont des créations de « foules sentimentales », pour reprendre une chanson d'Alain Souchon. S'il y a une chose que l'on ne peut faire, c'est courir par cynisme. Il est impossible de tenir plus de quelques kilomètres dans cet état d'esprit. Et d'abord, que gagnerait-on à courir ? Le cynique court après un but, il est prêt à tous les moyens pour y arriver. Peu lui importe, au fond, si ce qu'il fait est juste ou bon. Mais le coureur ne court qu'après lui-même. Il n'est pas pour autant un maniaque de son *ego*. Courir après soi-même signifie qu'on a une idée en tête qu'on veut réaliser. Pour l'un, ce sera tout simplement terminer, aller au bout de tous ces kilomètres ; pour l'autre, ce sera faire un bon chrono ; pour un troisième encore, courir est une façon de penser à quelqu'un, etc. Mais jamais cette course ne se fait cynique. Le coureur porte avec lui une idée rien qu'à lui qu'il déplie avec tous les autres coureurs le temps d'une course. Cette idée peut sembler bien petite pour celles et ceux qui n'y goûtent pas. « Pourquoi se livrer à cette obsession si ridicule ? », entend-on souvent. Mais quelle idée ne commence pas dans l'obsession ? Et puis surtout, il y a l'idée de courir quand on court et même quand on ne court pas, et il y a aussi toutes les idées que l'on porte avec soi quand on court, que l'on crée même quand on court, et, parmi elles, la petite idée qui fait que l'on se résout à courir.

C'est pourquoi le coureur court en lui-même. Jamais il n'est assigné à résidence. Courir en lui-même ne signifie pas qu'il se replie sur une intériorité testée par tous les moyens. Le coureur ne teste pas son intériorité, il la fait délirer, sortir de ses sillons et s'amuse à la voir se propager hors de lui. Parfois, un inconnu la reprend au bond. Un dialogue s'ensuit, hors de toute convention, pendant quelques kilomètres, solidarité mystérieuse qui n'a d'autre raison d'être que d'attester une expérience commune : chaque vie se met alors hors d'elle-même, fait entrer son petit circuit intérieur dans la boucle d'un autre circuit ; le discours s'élargit, comme un fleuve vers l'estuaire, plusieurs voix s'en mêlent, aucune n'est exclue par avance, ce sont souvent des encouragements qui sont prononcés par les uns pour les autres, « tiens bon, tu n'es plus très loin, accroche-toi à notre groupe, on va y arriver ensemble », mais ces voix ordinaires, peu importe au fond qui les prononce, il suffit qu'elles soient là, qu'elles forment une tonnelle de paroles par-dessus la tête des coureurs : la route est sous ses pieds, mais elle devient aussi un événement de la parole qui flotte au-dessus des têtes.

Il est toujours possible de ne rien y comprendre, de ne pas goûter à ces noces de l'ordinaire, de faire la fine bouche et de préférer des spectacles plus sublimes. Il faut bien avouer que la multiplication des revues de course à pied, qui se répandent en conseils (souvent avisés par ailleurs) pour préparer ses courses, en recommandations diététiques, et autres, peut laisser croire à l'ultraprofessionnalisation de ce qui reste, et doit rester, une activité ordinaire rivée à une existence qui affirme quelque chose d'elle dans son quotidien. C'est une philosophie de l'ordinaire que le coureur énonce dans ses discours errants qu'il garde en tête ou dont il laisse échapper, avec d'autres et pour d'autres, certaines bribes.

En courant en lui-même plutôt qu'après quelque chose, le coureur médite avec lui-même et avec les autres. Cette méditation physique équivaut à l'affirmation d'un idéal de la vie pacifiée qui est aujourd'hui de rassemblements. Nous vivons un temps de crise. Les tensions politiques ne sont plus portées par des divisions bien tranchées : il est loin le temps où la Guerre froide donnait à chacun une polarité où se situer. Il semble dès lors que, dans les pays occidentaux, l'accent soit mis sur des petites chaînes de socialité que les individus constituent entre eux, dans le travail, mais aussi hors du travail, afin de se sentir exister plus intensément. Assurément, le néolibéralisme d'aujourd'hui permet l'affirmation de nouveaux circuits d'individualisme : il offre, par des moyens techniques appropriés (téléphones portables, Internet), des possibilités de communication très électives, soustraites aux nécessités des foules. Se dégager de la masse devient la rançon glorieuse de celui qui a réussi à cultiver son jardin avec d'autres, moins à l'écart des masses qu'en rupture avec elles. Ce mouvement d'ultra-individualisation des flux sentimentaux suggère que nous sommes entrés dans la posthistoire, et qu'à l'âge des affirmations illimitées du monde marchand, la possibilité d'une vie à soi passe pour l'ultime valeur.

Peut-être existe-t-il une autre version de cette fable néolibérale. Pour la comprendre, il faut en revenir à l'existence de mouvements qui attestent une indignation face aux grandeurs économiques du monde, mais plus encore d'une aspiration à un autre monde. Les « indignés » d'aujourd'hui ne sont pas qu'indignés, ils tracent, à l'âge de la mondialisation, la configuration d'une vie postnationale, postétatique en s'attribuant une égale grandeur de vie. Où l'on découvre ainsi que des vies ordinaires explorent des idéaux non nationalistes, postétatiques, infra-économiques. Des manières de se rassembler prennent corps qui, souvent, sont liées au sur-place de l'occupation des sols : *Occupy Wall Street* par exemple.

Il se pourrait que les grands rassemblements de coureurs, aujourd'hui, explorent d'autres manières de se rassembler qui témoignent également d'un idéal du vivre-ensemble, d'un droit de cité élargi pour tous. Ces rassemblements ne sont pas des manifestations au grand jour. La manifestation, pour exister, réclame le plus souvent que la foule se mette en marche, afin que son mouvement imprime son empreinte dans les rues. Dans un monde fluide, l'énervement tient lieu de rumeur d'en bas. Des modes humains s'agencent pour former une substance en colère. Il faut alors s'incorporer tout cet espace récalcitrant du monde des autres, se construire *tous ensemble* l'allure d'un long ruban de mécontentement. Mais ce mécontentement de chacun rend possible la joie de faire foule : c'est là l'ultime métamorphose que la manifestation promet à ses manifestants, la transsubstantiation de ses membres. *Vous aviez démarré en colère, mais c'est la joie d'être ensemble qui vous saisira et l'emportera.* Car vous vous sentirez appartenir au corps bruyant des vies d'en bas, et vos vies, vos tracts, vos cris, vos bruits, votre cadence, votre musique, vos stands, vos merguez, vos Hygiaphones ne seront pas seulement des accompagnateurs de vos corps en colère, mais des défenseurs et illustrateurs de la vraie vie.

Entre la foule spectaculaire et la foule manifeste, il semble bien qu'il y ait la foule sentimentale des coureurs de fond. La première est immobile, la deuxième marchante, seule la troisième est coureuse. Ce changement de rythme n'est pas sans portée. La foule de coureurs ne s'identifie ni à un rassemblement engendré par le concert d'une idole ni à une manifestation. En elle se signale une autre logique que seul le spectateur distrait peut identifier trop rapidement à un spectacle alors, qu'en réalité, il s'agit de tout autre chose : de l'occupation pacifique d'un espace, d'une ville, pour que chacun y déploie son propre rythme, d'une appropriation sans violence d'un bout d'espace. La course de fond n'a pas vocation à faire spectacle, pas plus qu'elle n'est à même de construire une critique un tant soit peu sérieuse, à l'instar de la manifestation.

Il existe, certes, une dimension spectaculaire des grands marathons mondiaux, mais cela ne va jamais très loin : quelques estrades rapidement posées sur le dernier kilomètre, des tentes sous lesquelles il est possible d'acheter des chaussures, des maillots, etc., qui font plus penser cependant à une oasis nomade qu'à un temple ultracontemporain de la consommation, des balustrades le long du parcours, c'est tout. Et d'ailleurs le spectateur comprend vite qu'il est ennuyeux de rester là sous le soleil ou sous la pluie, des heures durant. Seuls les membres de la famille du coureur ou les amis arpentent les lieux, attendant l'inconcevable, que quelqu'un franchisse enfin la ligne d'arrivée. Il ne faut pas non plus négliger la dimension critique de la course à pied. De plus en plus de courses sont liées à des causes nationales ou internationales : tout un humanisme de bon aloi s'empare d'elles et cherche à leur conférer une patine morale indiscutable. Qui ne souhaite pas courir contre le cancer du sein, pour la solidarité ? Parfois même, des courses sont créées pour faire événement politique : ainsi le projet de marathon de la bande de Gaza censé réunir, le long de la bande, sur une distance de… 42 kilomètres, coureurs israéliens et palestiniens, démontrant, contre toute litanie officielle, la possibilité de l'entente : « Faites la course, pas la guerre. » Cependant, là encore, ce ne peut être tout au plus qu'une symbolique, l'épure morale d'un effort commun.

Il reste que la course de fond n'est qu'indirectement spectaculaire et critique. Elle vise d'abord à faire foule en brisant les apparences de la masse indistincte : là est son objectif. Dans son célèbre essai, *Le Viol des foules par la propagande politique*, le théoricien russe Serge Tchakhotine a proposé, en 1939, une distinction précieuse entre foule et masse ; la masse est dispersée dans l'espace et les individus qui la constituent sont réunis entre eux par des intérêts communs sans avoir de proximité physique ou de contact corporel. Dans la foule, au contraire, c'est bien une seule contagion physique qui se propage et forme un individu unique qui finit par exister par lui-même [1].

Ce qui singularise cette foule, c'est bien qu'elle ne prétend à rien d'autre, pendant la course, qu'à exister

1. Voir Pascal Michon, *Rythmes, pouvoir, mondialisation*, PUF, 2005.

en tant que foule. La course est une invention de foule qui ne peut exister que si elle s'arrange de toutes les différences de rythme qui lui sont propres. Elle peut ainsi être pensée comme un dispositif d'invention de la foule. Dispositif, c'est-à-dire agencement pour extraire un seul rythme des rythmes de chacun. Agencement, c'est-à-dire mécanisme artificiel (nulle spontanéité dans ces rassemblements, du moins dans leur conception) pour fabriquer une eurythmie qui, du premier coureur olympique qui arrivera en un peu plus de 2 heures, jusqu'au dernier qui franchira la ligne en 6 heures, ne sera qu'un long corps unique, tendu sans jamais exploser, distendu sans jamais rompre. Et de fait, là se trouve le miracle de ces rassemblements : chacun, en inventant un rythme à soi, devient une courroie de transmission par laquelle s'engendre un rythme unique. Chacun affirme un style, une manière à soi de courir, mais c'est un seul style qui triomphe et qui rend possible le fait de parler des marathons comme de grandes individualités ayant chacune des caractéristiques propres.

Encore ce rythme unique, fait de tous les rythmes, n'est-il pas celui d'un monstre ou d'un Moloch. Nulle propagande ne peut en disposer. C'est bien d'un rythme inemployable qu'il s'agit, véritable contre-transfert de tous les transferts économiques. Qu'est-ce qui s'annonce dans cette foule en mouvement, rejetant de manière continue bouteilles d'eau et gobelets, pelures d'oranges, comme une baleine quittant les profondeurs de la mer, déversant son jet à la surface, si nous ne pouvons y voir nul souverain caché, nulle puissance politique s'employant à quadriller méticuleusement les rues pour la création d'un défilé militaire ? Rien d'autre sans doute que l'affirmation d'une pure contingence, qui tient à la grâce d'être là ensemble et de participer, sans prétention ni mission, à la création d'un rythme commun dans lequel chacun pourra se fondre comme dans un grand corps non malade. Cette contingence n'est pas vaine. En elle s'invente une œuvre dont la durée suppose un devenir rythmique commun. Par elle, toutes les petites idées ordinaires portées par les têtes des coureurs peuvent exister à l'air libre et susciter un événement mental d'une grande ampleur. Et l'enjeu est bien de se faire un corps de foule quand on court dans de tels rassemblements : éprouver sa vie plus vaste que soi, se sentir pris dans une individualité débordante et illimitée, oublier sa finitude, croire que son corps est aussi vaste que le corps unique de l'ensemble des marathoniens.

La victoire en perdant

Est-il possible de gagner en perdant ? Ces deux termes sont aujourd'hui si dévoyés, tellement gangrénés par la généralisation de la culture sportive dans toutes les sphères de la société que l'on peine encore à les employer. Le jour viendra peut-être où ils ne désigneront rien d'autre que des approximations enfantines, des rêveries de cour de maternelle. Sera-t-il possible d'inventer une nouvelle langue qui ne cherchera plus à comparer l'existence à un match de football ? En attendant, on peut chercher à donner une autre portée à ces termes.

Dans *La Solitude du coureur de fond*, le romancier anglais Alan Sillitoe raconte l'histoire d'un petit malfrat, Smith, qui se voit offrir, par le directeur de la maison de correction dans laquelle il est interné, la possibilité de s'entraîner à la course à pied pour disputer le Prix national de la course de fond devant un parterre de ducs et de duchesses. À l'implacable emprisonnement entre quatre murs répondent les entraînements en semi-liberté, à l'extérieur de la prison, dans le froid glacial de l'hiver. Ici, la course ne répond à aucune vocation. « Dès mon arrivée à la maison de correction, ils ont fait de moi un coureur de fond[1]. » La course, avant la prison, était une manière, pour Smith, d'échapper aux flics : déguerpir, *sprinter*, ne pas se faire prendre sont les possibilités des hors-la-loi, de tous ceux qui sont en guerre contre les « pour-la-loi ». Elle est, dans le cadre de la prison, la voie d'accès, rêvée par le directeur de la prison, à la réinsertion. Mais ce rêve est celui du directeur plus que du prisonnier. C'est ce rêve que Smith doit incorporer en s'entraînant et en acceptant de ne pas s'enfuir, alors même qu'il est seul, hors de la prison, quand il court. On sait, depuis Foucault, que la discipline extérieure n'est jamais aussi puissante que quand elle s'efface au profit de la discipline intérieure. Smith est censé porter, dans sa liberté, la prison extérieure : c'est la condition de sa réinsertion. Sa maîtrise intérieure doit apporter la preuve éclatante qu'il n'a plus besoin du gouvernement des autres. Pour le directeur de la prison, Smith est le prototype d'une leçon philanthropique à venir : dès qu'un prisonnier est lié à une tâche qui lui donne une raison de vivre, il cesse d'être un prisonnier, s'humanise, devient un sujet qui apprend à se gouverner lui-même et qui n'est plus dangereux pour la société. Mais Smith ne l'entend pas de cette façon. Il porte avec lui la

1. Alan Sillitoe, *La Solitude du coureur de fond* [1959], trad. François Gallix, Seuil, 1999, p. 7.

mémoire de son père, il est en guerre contre les autres : « Les guerres faites par les gouvernements, c'est pas mes guerres ; elles ont rien à voir avec moi, parce que la seule chose qui m'intéresse, c'est ma guerre à moi [1]. »

Cette guerre joue à deux niveaux. Il y a la guerre contre les autres, contre les « pour-la-loi », ceux qui sont dedans plutôt que dehors. Et puis il y a la guerre contre soi. Est-il possible, en prison, de se gouverner soi-même ? Peut-on changer ? Non pas s'améliorer, mais se transformer, devenir différent ? C'est au croisement de ces deux guerres qu'intervient la course. Si elle est la figure du prisonnier modèle rêvée par le directeur de la prison (courir c'est montrer que l'on a un but dans la vie), Smith, en décidant par avance de perdre la course, alors qu'il est en tête et laisse passer ostensiblement devant lui un autre coureur, mène sa guerre contre le directeur de la prison et tous ceux qui sont en position de croire en la loi. Et sous cette guerre s'en cache une autre, la sienne, où apprendre à perdre prend un tout autre sens. Smith se la formule à lui-même dans l'un de ses raids matinaux : « Peut-être que dès qu'on a le dessus sur quelqu'un, on meurt [2]. »

Peut-on apprendre à ne pas prendre le dessus sur les autres ? C'est l'ultime signification de l'expérience de la course à laquelle Smith parvient. Le

1. *Ibid.*, p. 20.
2. *Ibid.*, p. 16.

gouvernement de soi n'est jamais autant à son comble que quand il refuse de s'exercer contre les autres. Bien sûr, même dans la course, il y a la joie de faire la guerre aux autres. Là-dessus, Smith est imbattable : « Dans une course de fond, vous pouvez toujours doubler sans que les autres puissent sentir l'odeur de votre hâte ; et quand, grâce à cette technique, vous aurez réussi à rattraper les deux ou trois qui étaient devant vous, vous pourrez alors faire un grand *sprint* qui laissera les autres impuissants[1]. » Mais cette guerre, extérieure, finalement, n'est pas la plus importante, elle laisse place à la guerre intérieure qui peut venir, libérée, comme motif de la pensée, par la course elle-même. Dans la course, en effet, les pensées viennent avec une limpidité cristalline. Le narrateur-coureur, Smith, le reconnaît sans ambages : « Et cette affaire de course de fond, c'est ce qu'il y a de mieux parce que ça me fait si bien gamberger que j'apprends encore plus de choses que quand je suis couché la nuit[2]. » Dans le fait de courir comme dans le fait de dormir, on est seul. Cette solitude permet le monologue intérieur. La course met naturellement les pensées en mouvement.

Courir, c'est donc apprendre à perdre. Il est rare, en effet, que le coureur soit un gagnant. Le plus souvent, il finit après quelqu'un. Seulement, l'enjeu

1. *Ibid.*, p. 54.
2. *Ibid.*, p. 12.

de la course est-il de l'emporter sur les autres ? N'est-ce pas plutôt de se vaincre soi ? Peut-être alors faut-il apprendre à perdre contre les autres pour gagner contre soi-même.

Le corps du président

Les images du président courant sous l'œil-caméra sont innombrables. Elles forment un intervalle de mobilité pour un règne de cinq ans. De l'ascension vers l'Élysée en 2006 et 2007 jusqu'à la défaite de 2012, le corps du président est un corps de coureur. Un président, comme un roi, a au moins deux corps, son propre corps, fait de sueur, mortel, qui peut défaillir, l'autre corps immortel, attaché à la fonction de souveraineté qui demeure, alors que les règnent changent. Quand le premier disparaît, le second n'est pas remis en cause. C'est la thèse d'Ernst Kantorowicz dans *Les Deux Corps du roi*. Les commentateurs s'en sont donné à cœur joie pour la valider aux dépens de notre ancien président Nicolas Sarkozy. Il a été dit que la transcendance de la souveraineté tendait à disparaître au profit d'un exercice de gesticulation intense, dont la pratique de la course était finalement le symptôme. S'il est vrai que l'histoire des corps est l'histoire de leurs corps, scruter leurs corps est une manière de mieux comprendre leur art de gouverner.

L'impassibilité égyptienne de François Mitterrand s'oppose en tout point à l'énergie américaine de Nicolas Sarkozy. La première regarde encore vers l'ancienne Europe et ses lenteurs indomptées. La seconde fait signe vers le Nouveau Monde et ses rythmes ensorcelés. Mitterrand était adepte de la marche, des pèlerinages entre amis. Sarkozy se fait champion de la course : on le voit dans les jardins de l'Élysée ou au bois de Boulogne pratiquer le footing, entouré de gardes du corps, munis de sacs à dos avec des gourdes, au cas où…

On sait comment fut interprétée la sueur présidentielle, à savoir comme une désacralisation assumée de la fonction de président, comme un plaidoyer pour la vie ordinaire. Il est amusant de constater que cette ligne-là se perdit au moment de la campagne et de la lutte entre Nicolas Sarkozy et François Hollande. Si l'on imagine mal le second courir, il reste qu'en maigrissant sévèrement il a fait entrer son corps dans l'histoire : Hollande est devenu présidentiable dès lors que son corps s'est transformé et qu'il a révélé une mécanique performante et affûtée au lieu d'incarner la bonhomie provinciale que trahissaient ses rondeurs excusables. Dès lors, Nicolas Sarkozy et François Hollande se rejoignaient quant à l'idée d'un même travail sur le corps. En montrant que l'on peut intervenir sur son propre corps, on révèle à coup sûr sa grandeur d'âme et l'on démontre que l'on est capable d'intervenir sur le corps de la nation de manière efficace. Là est le message commun de nos deux présidents.

Il existe un autre point commun que les commentateurs n'ont pas aperçu. Après tout, courir c'est se montrer en sueur, comme tout un chacun. La mythologie du corps ordinaire peut fonctionner à plein. C'est ainsi souligner, mieux que ne ferait un discours, que la fonction d'homme d'État n'a pas éloigné pour autant le président de ce qu'il y a de plus trivial dans une vie : que l'on possède un corps et qu'il faut bien en faire quelque chose. De ce fait, c'est bien démontrer que l'on a su rester normal malgré le *job*. On peut alors s'étonner que l'appellation d'« homme normal » ait servi à François Hollande pour se qualifier contre Sarkozy. Car il semble bien que la normalité de l'un, qui prend soin de son régime, signale la normalité de l'autre, qui prend soin de son corps. Toute l'astuce a pourtant consisté, pour François Hollande, à faire glisser l'art de la course du président sortant du côté de la pathologie pour mieux s'approprier le corps normal de celui qui ne s'en laisse pas compter par le sien. L'amaigrissement de François Hollande doit attester une maîtrise de soi pleinement assumée, elle est moins à mettre au crédit d'une énergie solitaire qui peine à trouver emploi que d'une médecine du contrôle de soi. Renvoyant le corps de Sarkozy au risque de l'implosion (on se souvient de l'évanouissement estival du président sorti courir en pleine chaleur), le corps affûté de François Hollande peut alors récupérer quelque chose de la lenteur présidentielle de Mitterrand. Voilà bien un corps qui saura prendre le temps quand il le faudra, qui n'ira pas trop vite.

Dans la défaite, les corps se remettent à parler. Giscard d'Estaing est arrivé à pied à l'Élysée, il repartira à pied. Il existe un double départ de Nicolas Sarkozy. Avec Carla Bruni, quand François Hollande lui tourne le dos, sans même le raccompagner, et qu'il secoue rapidement la main dans sa voiture noire, avant de disparaître. Avec ses gardes du corps, au bois de Boulogne l'après-midi, quand il chasse les journalistes et commence son footing. Peut-on courir après une passation de pouvoir qui a eu lieu le matin ? La réponse est oui. Pourquoi courir après une passation ? La réponse est plus difficile. Il ne s'agit plus de la course du pouvoir ni même de la course aux honneurs. Un homme a été vaincu et court après lui-même. C'est qu'il est question ici de guerre contre soi plus que d'une guerre contre les autres. De son éternelle insatisfaction à ne pouvoir rester entre quatre murs. « Tout le malheur des hommes vient d'une seule chose, qui est de ne savoir pas demeurer au repos, dans une chambre [1] », écrivait Pascal. Les méditations présidentielles sont des méditations pascaliennes. Seulement courir est plus que se divertir ou faire diversion. Courir est une philosophie. Après le pouvoir, courir demeure.

La course, dans ses ultimes retranchements, est une méditation nomade sur la vie, sur ses capacités de résister à l'effondrement des pouvoirs, à leur désagrégation. Elle est l'art de jeter un pont entre soi et le monde, par-delà tous les pouvoirs dont disposent les

1. Blaise Pascal, Pensée 139, éd. Brunschvicg.

vies. Une sorte de connivence avec le monde devient possible, en dehors de toute qualité sociale. La vie est restituée à sa puissance de s'ouvrir un monde. Il n'y a plus ni vainqueurs ni vaincus, ni puissants ni pauvres. Dans le conte d'Andersen, le roi lui-même, malgré tous ses habits et apparats, ne devient-il pas lui aussi, sous le regard de l'enfant dans le conte d'Andersen, un roi nu ? Le paradoxe du conte est que le roi s'exhibe nu alors qu'il croit être vêtu de l'habit le plus magnifique, invisible à l'œil nu, qui en imposera définitivement à ses sujets. Mais l'enfant voit dans le conte à qui il a affaire, non à un empereur ou à un roi, mais à un simple mortel. Courir, c'est se reconnaître mortel, c'est se voir tel que l'enfant voit le roi. Avec la course, il y va d'un vœu de pauvreté que ne peut manquer de rendre chacun à sa mortalité, même le plus puissant.

Vies errantes

Quarante-deux textes plus cette centaine de mots-ci forment-ils un livre ? Il s'agirait de construire une matière étrangère pour ne plus se sentir vraiment chez soi. Il s'agirait de crayonner, en passant, des routes, d'inventer des chemins, des paysages. Il serait toujours possible de se demander comment peupler tout cet univers de personnages réels, de silhouettes imaginaires. Écrire, c'est courir de-ci, de-là, il faut du souffle et ne pas savoir où l'on va, faire du moins que le savoir acquis à l'arrivée ne prenne le dessus sur les aléas du parcours. Nous ne cherchons pas qu'à nous perdre en écrivant ou en courant, mais bien à nous déplacer. C'est d'errance qu'il est question. Une vie mise à nu, c'est une vie restituée à son pouvoir d'errance. Celui qui croit qu'un livre est un quadrillage soigné, un ordonnancement aussi impeccable que le plan d'une ville en damier, ce livre n'est pas pour lui. Voilà des broussailles, de joyeux labyrinthes, des pensées mélangées. La philosophie n'est pas un herbier méticuleux, une taxinomie savante ou une zoologie apprivoisée. Elle est un embrouillamini de broussailles ressaisi par la clairvoyance d'une trajectoire. Elle est l'art de tracer des lignes d'errance pour explorer, sans boussole ni compas, les possibilités de vie, pour les inventer également : elle est tout à la fois création d'un labyrinthe et tentative d'en sortir.

Table

Composition et mise en page

NORD COMPO
multimédia

Cet ouvrage a été achevé d'imprimer sur Roto-Page
par l'Imprimerie Floch à Mayenne en août 2012

N° d'édition : L.01EHBN000548.N001 – N° d'impression : 82910
Dépôt légal : septembre 2012
(Imprimé en France)